孕产期保健瑜伽

刘旸
(Ram Lin)
林晓海 编著

◎印度甘地瑜伽学院 在华唯一认证中方授课教师
◎Sohu网"十佳健身教练员"之一
◎历经7年系统练习王瑜伽
◎国际级教练员课程中方授课教师
◎蝉舟瑜伽机构教学总监

中国纺织出版社

目录

contents

Part 3 孕中期（13~28周）

Part 4 孕晚期（29~40周）

Part 5 产后

声明

本书示范及指导的瑜伽运动纯作参考及资料用途，因个人体质存在差异，读者使用前宜先咨询医生或瑜伽教练。读者因采用本书示范或指导所引起的任何问题，本出版社不负任何责任。

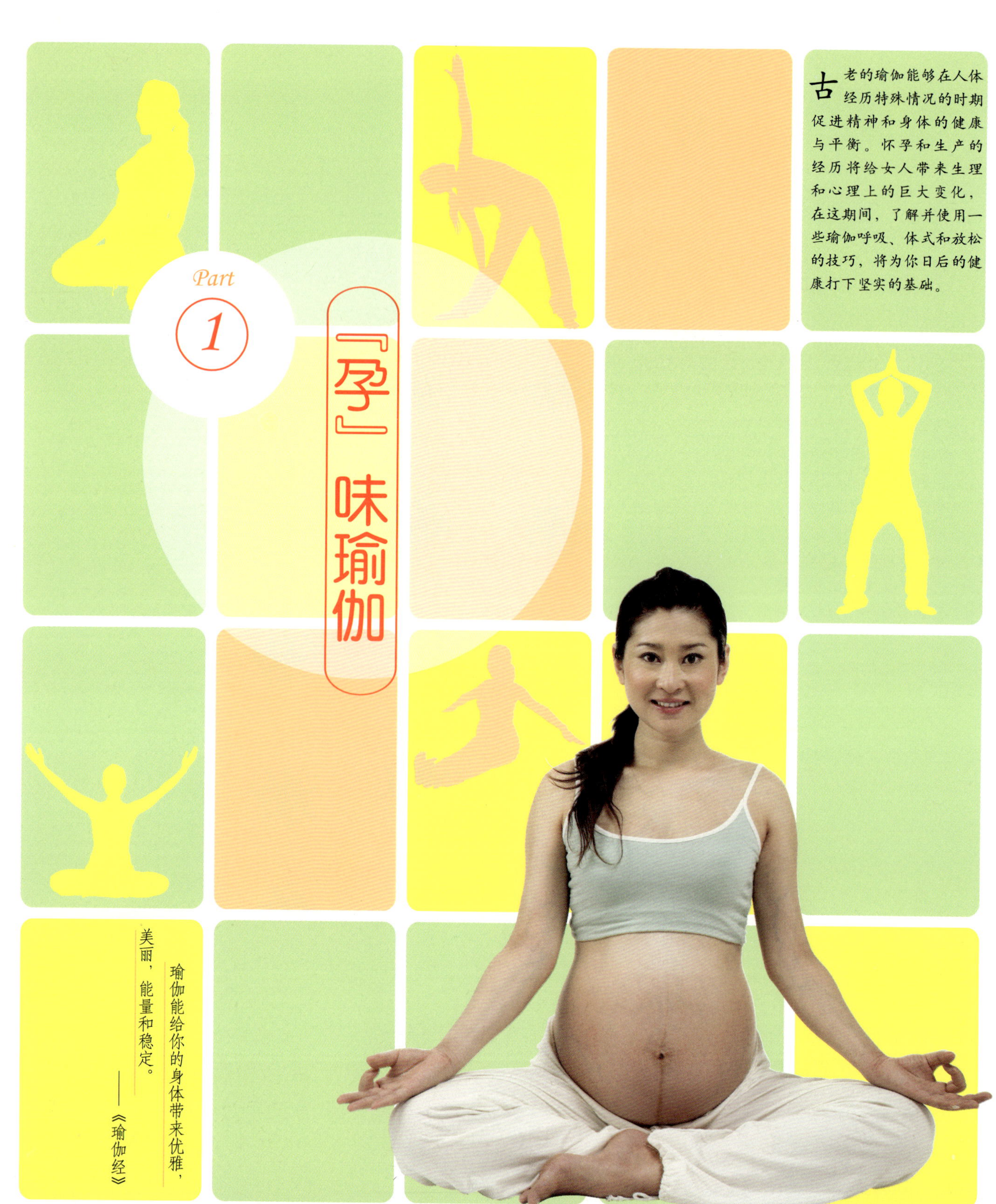

Part 1

『孕』味瑜伽

古老的瑜伽能够在人体经历特殊情况的时期促进精神和身体的健康与平衡。怀孕和生产的经历将给女人带来生理和心理上的巨大变化，在这期间，了解并使用一些瑜伽呼吸、体式和放松的技巧，将为你日后的健康打下坚实的基础。

瑜伽能给你的身体带来优雅，美丽，能量和稳定。

——《瑜伽经》

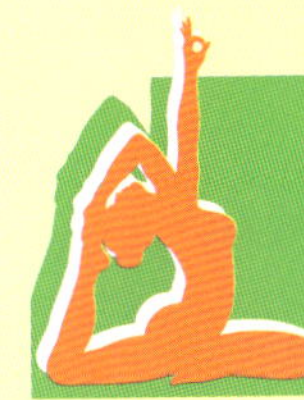

为什么要在孕期练瑜伽

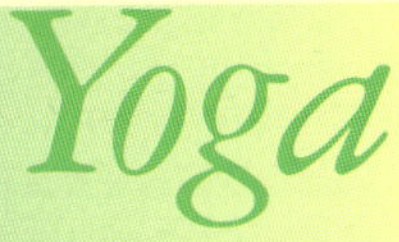

成为母亲是女性人生中一个十分重要的经历。虽然在怀孕期间，医生会十分关注准妈妈的健康和胎宝宝的成长，但是瑜伽能给准妈妈带来一种使人内心平和的力量，使准妈妈能够接受任何来自孕期的挑战，这是医生不能替代的。

适用于孕妇的经典瑜伽体式和普通瑜伽的练法有着很多不同，但是它们都强调放松的重要性和安全防范。在这本书里，我们按不同的怀孕阶段提供了更适合孕妇的瑜伽修习法。在胎宝宝一天天长大时，瑜伽能够使准妈妈强健、有力并且放松，给胎宝宝更多的空间。

深呼吸的力量

呼吸对练习瑜伽来说是非常重要的一点。你的呼吸是练习瑜伽的主要“工具”。配合呼吸，你将会得到更强的生命力量，成为一个健康的准妈妈。

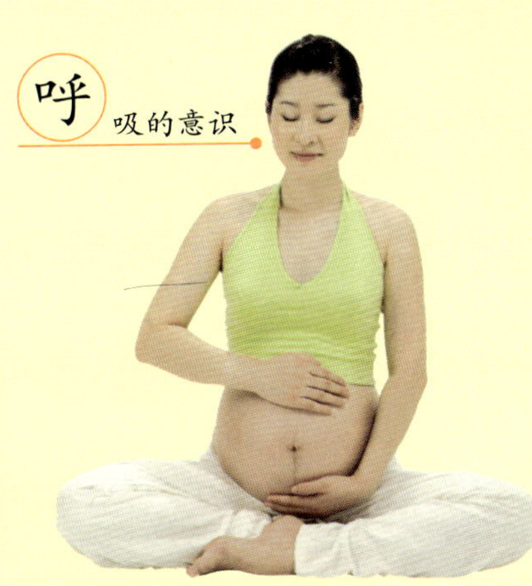

在孕期，练习瑜伽可以使你的心态趋于平和，配合深呼吸放松，对于改善孕期不适十分有效。当你伸展和放松时，呼吸节奏对你来说就是一种补养，可以增加你的安宁和满足感，这种感觉也会传达给你的胎宝宝哦！

强健你的肌肉

骨盆区域的多元化肌肉系统，连接着下背部和腹部的肌肉，有目的地练习这个部位，可以在孕期为你的子宫和其他器官提供更好的支撑。深呼吸和练习可以增加这些肌肉的弹性，为它们变成有力肌肉做好准备，使你在分娩时更轻松！

适应姿势

强壮双腿的经典姿势练习能增强整个身体在孕期的力量和稳定性。这些姿势可以缓解你的紧张和疲劳，给你创造更多轻松愉快的感觉。

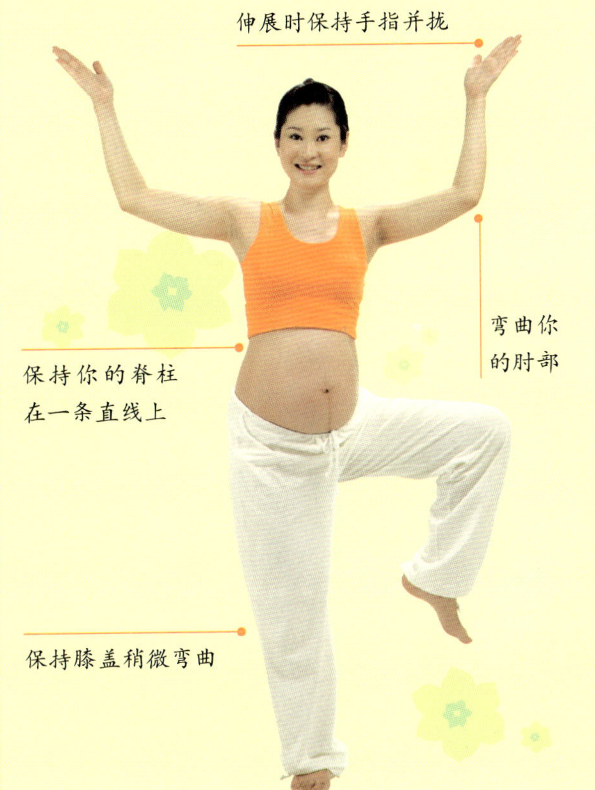

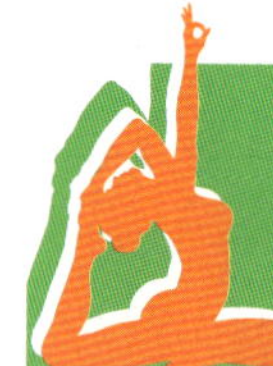

创建舒适的瑜伽空间 Yoga Space

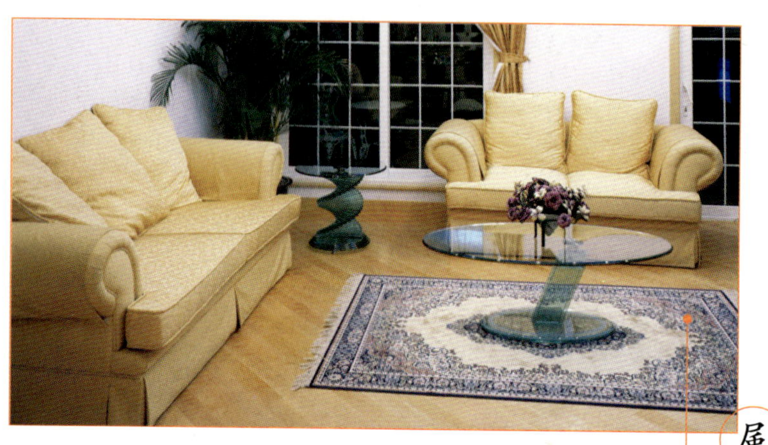

在温暖舒适的房间内创建一个属于自己的瑜伽角落，不用太大，甚至它仅可以放下一张瑜伽垫就行。准妈妈们可能担心地板太硬了，直接在地板上练习会影响胎宝宝，于是决定准备一张舒适的弹簧床。其实这样反而不好，因为在柔软的弹簧床上练习瑜伽姿势往往不够标准，这会影响练习效果。在这个固定的温暖角落里，每天坚持练习，会比较习惯而且容易静下心来，好好地享受瑜伽带来的美好时光。

属于自己的瑜伽角落

准备“孕”动啦！

心理准备

瑜伽是一种伸展运动，它追求的不是能够做多么高难度的动作，而是更注重让你的内心平和，最后达到身心融合的境界。瑜伽的体位法传统意义上就是指一种强有力、专注和放松的姿势，强调要时刻保持乐观、放松的心态。这就是我们推荐准妈妈们练习瑜伽的原因，有了瑜伽的帮助，相信准妈妈们可以用更加乐观、放松的心态去面对自己的新角色。

何时开始

准妈妈们可以从不再孕吐、身心都感到舒坦的第15周

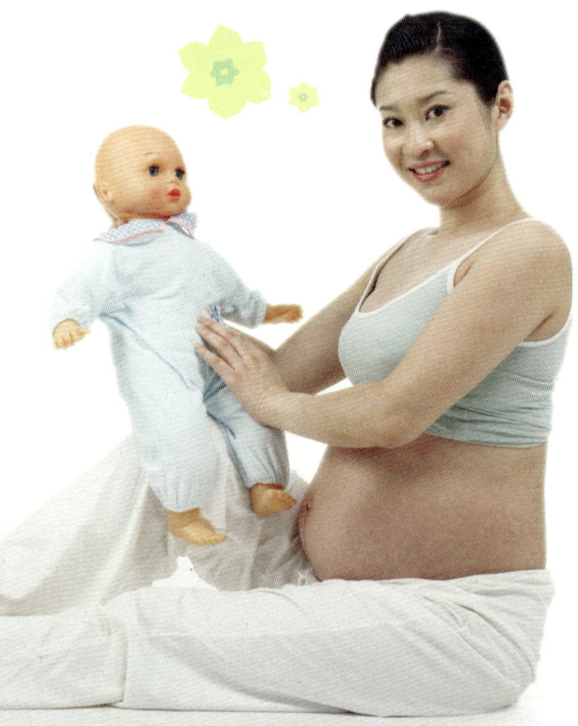

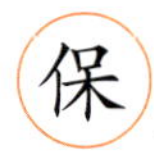

保持乐观的心态很重要

左右开始练习，如果怀孕期间身体一直很健康，可以持续做瑜伽直到接近预产期。如果身体状况不太好，或者医师嘱咐需要保持安静，就应暂时中止练习，切记不要勉强，等调整好身体状况以后再开始练习。

□ 专业指导

最好能够按时去孕妇瑜伽教室上课，因为瑜伽导师可以及时发现你练习中存在的问题，并根据他的专业知识为你进行悉心的指导。另外，导师还具有一定的医学常识和变通能力，会根据每个人不同的身体特点进行相应的健康指导，为准妈妈练习提供安全保障。

□ 场所安静

瑜伽运动不受场地限制，不管你是在家里的客厅还是在公司的办公室，只要有足够的伸展空间就可以了。但是，准妈妈练瑜伽时应该有一个安静、舒适、温暖的环境，尽量避免电话或旁人的干扰，这能帮助你进入安宁平和的心境，达到更好的练习效果。

□ 练习时间

练习的时间早晚不限，只要你有充裕时间即可，当然如果能够坚持每天在同一时段练习是最好的。一开始做瑜伽运动的时间最好是15分钟左右，等习惯后再慢慢延长时间，最好能做到1小时。也许有的人会觉得自己做不了这么长的时间，但其实变换几种姿势做，1个小时很快就会过去。

好“孕”瑜伽小细则

□ 注意饮食

练习瑜伽之前最好保持空腹3～4小时，这样在练习的时候才不会给胃部增加负担。如果胃部负担过重，就会在练习过程中出现头痛、恶心、胸闷等症状，严重的还会呕吐。患低血糖的准妈妈，可以在练习前1～2小时进食一些容易消化的流质食物。

练习瑜伽后1小时内最好不要进食。因为练习之后，胃部处于放松休息的状态，立即饮食会造成肠胃负担过重。

□ 切忌勉强

如果无法达到动作要求的标准，也不要因为对自己要求太高而感到担忧，切勿以“非做不可”来勉强自己，而是抱着以感觉舒适的心情来活动身体，逐步地把瑜伽运动变成日常锻炼的一部分。

□ 关注呼吸

瑜伽的基本观念是结合呼吸活动身体。尽量依照本书指示，吸气或吐气都要配合相应的动作收放，如果在进行某个姿势时感觉憋不住气，可以暂时恢复正常的呼吸。总之，呼吸需要与动作保持一致，但不需要刻意去做，只要随时注意以缓慢流畅的方法来呼吸即可。

□ 保持专注

做瑜伽的时间，也就是准妈妈需要专心面对自己身体的时间，如果一边活动身体一边还想着其他事情，效果就会减半，所以要从脑中排除掉“今天晚餐吃什么”、“明天的工作”或“约定的事情”等等琐碎的事，专注于身体正在伸展的肌肉和呼吸。

在专注练习的同时，宝宝将与你的身体共享二人世界，以愉快的心情来开始吧！

练习时保持专注

孕期瑜伽辅助工具 Aided Tools

瑜伽垫

练习瑜伽需要准备一张标准的瑜伽垫，一方面它能在太硬的地上发挥必要的缓冲作用，帮助身体保持平衡并增加稳定性，防止滑倒。另一方面它能在肢体与地面接触时对肢体起到保护作用，例如膝盖或脚踝处，可避免采取跪姿或受到压迫时产生疼痛。瑜伽垫有厚薄之分，可随个人喜好而选购。质量好的瑜伽垫无异味，一般是由彩色PVC材料制作而成的，防水、防火、防尘，表面花纹经过防滑处理。保养很简单，每次使用后用湿布轻轻擦拭，放在阴凉处自然风干即可。

若家中已有软垫，可在上面铺上一条止滑大毛巾，用来充当瑜伽垫，最好不要在太硬的地板或过软的沙发床上练习，以免受伤。

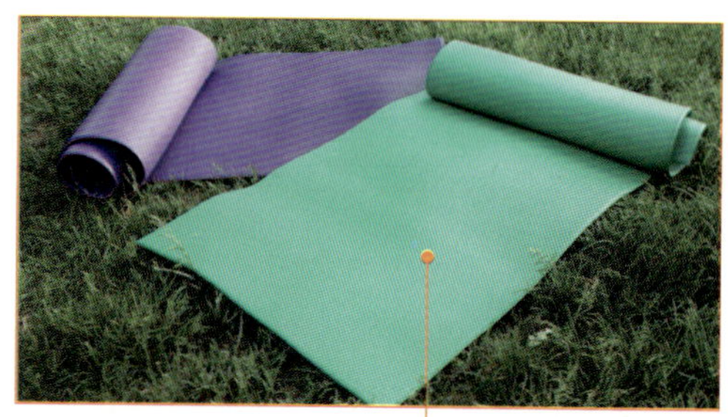

保持身体平衡的瑜伽垫

瑜伽带

瑜伽大部分动作都会让我们的身体得到最有效的伸展，瑜伽带可以辅助初学瑜伽的准妈妈在练习时固定姿势，把动作做到位，同时减少身体受伤的机会。瑜伽带一般由纯棉纱织造，两头配有塑料扣或金属封头。如无瑜伽带，可用毛巾来代替。

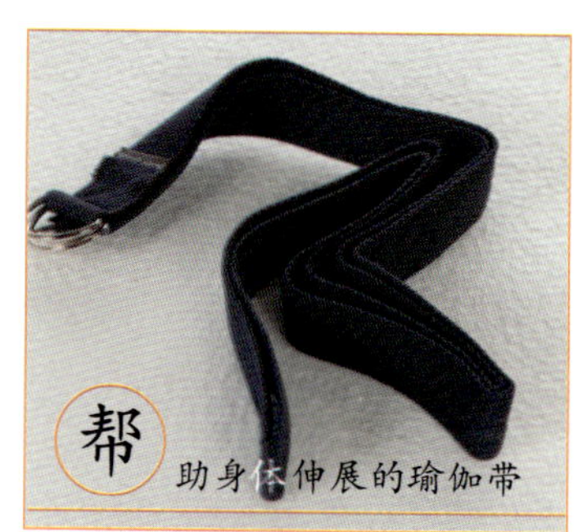

帮助身体伸展的瑜伽带

瑜伽砖

对于瑜伽初学者来说，可能有许多动作无法做到位，而瑜伽砖的主要作用就是用来协助调整动作的难度，以帮助身体伸展及稳定。例如，进行前弯、后弯时，如果双手无法触地，即可运用瑜伽砖作为支撑。瑜伽砖一般由彩色EVA泡沫塑料制成，也有木质的，还可将用完保鲜膜后剩下的厚纸板圆筒来DIY一个哦。

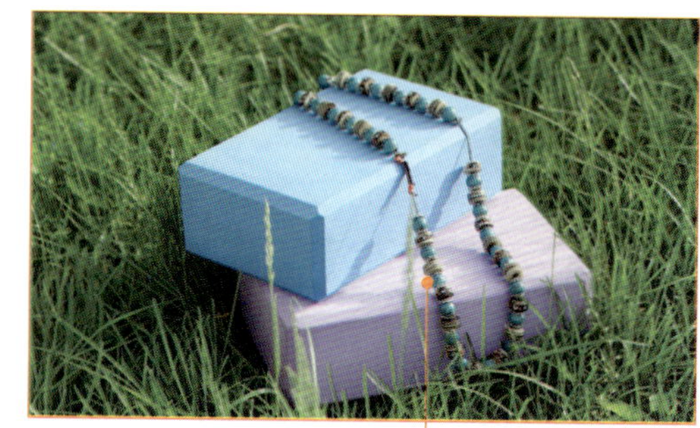

支撑身体的瑜伽砖

坐垫

舒适的坐垫可用来保护背部，稳定身体姿势，支持身体重量，使身体不易摇晃，适用于有坐姿的瑜伽练习或盘坐动作。

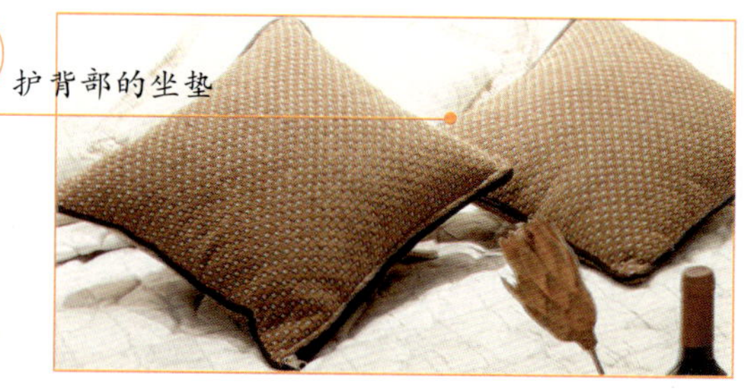

保护背部的坐垫

辅助椅

准妈妈挺个肚子，有时难免会重心不稳，此时可借由椅子来协助准妈妈在练习瑜伽时稳定重心，同时因为椅子有着力点，可减少身体动作的张力，为身体提供更多的支撑。

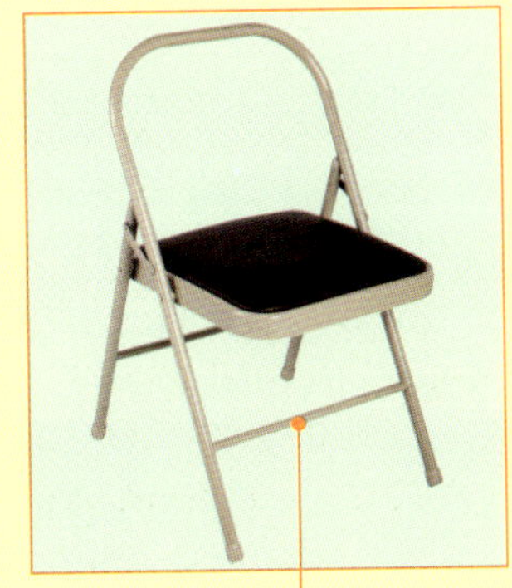

协助身体稳定的辅助椅

毛巾

以使用时安全舒适，不会掉落棉屑，触感柔软细腻，吸汗性佳为好。可用来垫着保护身体部位，擦汗来保持身体的洁净，也可代替瑜伽带辅助动作的完成。

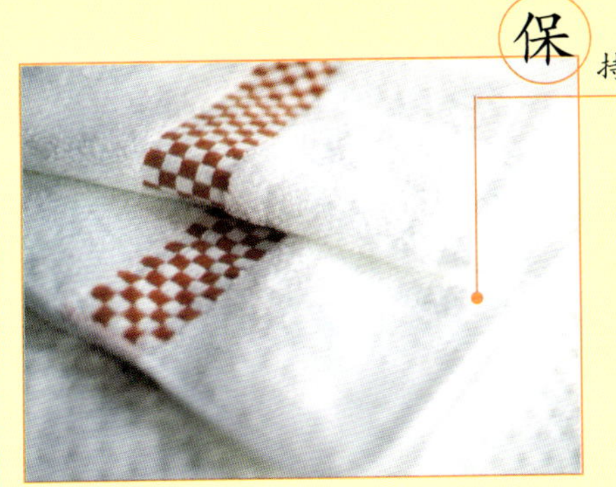

保持身体洁净的毛巾

精油

使用精油可消除身心烦恼、调整身体平衡，对瑜伽练习者们更为有益。准妈妈们可以选择一两种适合自己，让自己放松的精油来进行按摩。在使用精油时，慢慢地深呼吸，让精油气味进入到呼吸系统，帮助心灵放松。

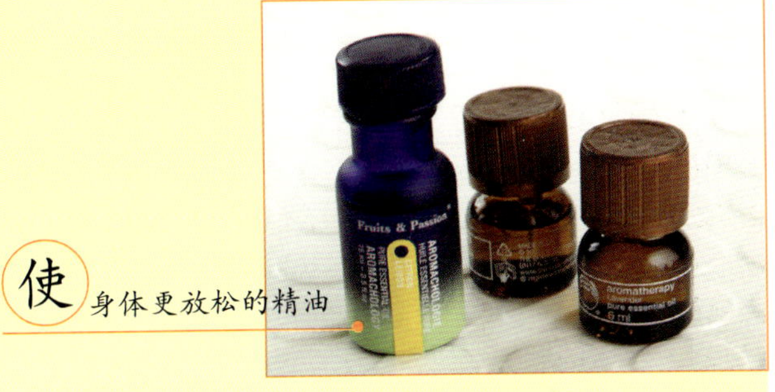

使身体更放松的精油

音乐

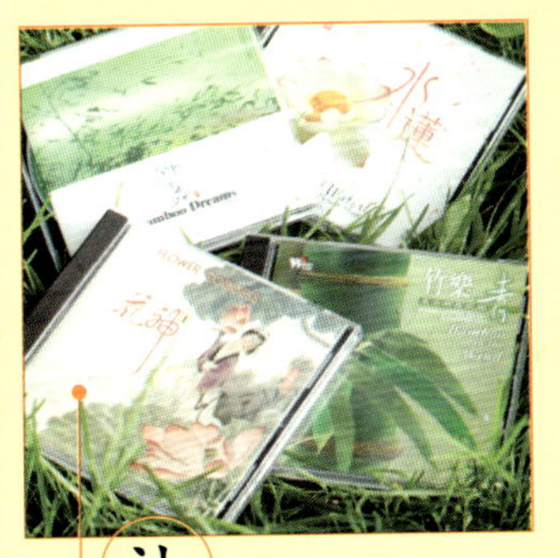

练习瑜伽时一定要有轻松的音乐相伴，自然、宁静、优美的音乐，能使孕妇感觉更放松，心绪平静。在悠扬的音乐伴奏下，准妈妈能够更好地体会瑜伽带来的宁静与喜悦。

让人心灵放松的音乐

小贴士 Tips

孕妇的精油禁忌

精油如今已成为人们追求自然与健康的好帮手了。但是，也许你已经注意到了，许多的精油都标有“禁止孕妇使用”的字样，那准妈妈与精油真的无缘了吗？其实，不是所有的精油对于孕妇来说都是危险品，有些精油甚至还能对孕妇有很大的帮助，准妈妈们可以利用这些精油，减轻孕期的恶心、背痛、水肿等问题。

孕妇精油“黑名单”：薰衣草、罗勒、牛膝草、茉莉、樟树、雪松、玫瑰、迷迭香、百里香、艾草、白桦、鼠尾草、薄荷、冬青等。

适合孕妇用的精油：孕早期可以使用小麦胚芽油、酪梨油、杏仁油等植物油来按摩身体或肚子，以减少产后妊娠纹的发生。孕中期胎儿已成形，孕妇可使用少量精油调和植物油来按摩身体。

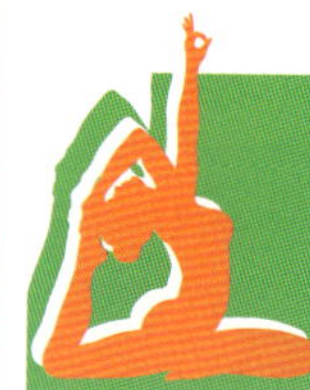

怀孕的阶段 Pregnant Stage

孕期通常被划分为三个阶段，每一个阶段大约三个月，即人们常说的孕早期、孕中期和孕晚期。本书基于练习瑜伽的需要，将孕产期瑜伽分为四个阶段，即除了孕期三个阶段外，还包括产后新妈妈身体恢复阶段，这本书将孕期按星期划分为四个时段：

孕早期（1～12周）

大部分女性在妊娠早期还不知道怀孕的事实，可是小生命已经在妈妈的身体中“安家落户”了，并以惊人的速度成长。此时的胎宝宝正处于神经系统最迅速、最关键的早期形成期，我们建议最佳的锻炼方式是要少运动，而不是参照以前的健身惯例。孕妇可以用跪坐或躺下的姿势，来体会深呼吸带来的巨大益处。当你感觉疲劳的时候，采用瑜伽深呼吸可以使你在放松的状态下获得更大的能量，消除怀孕带来的焦虑，顺利度过怀孕的初期。

胎宝宝8周时的样子

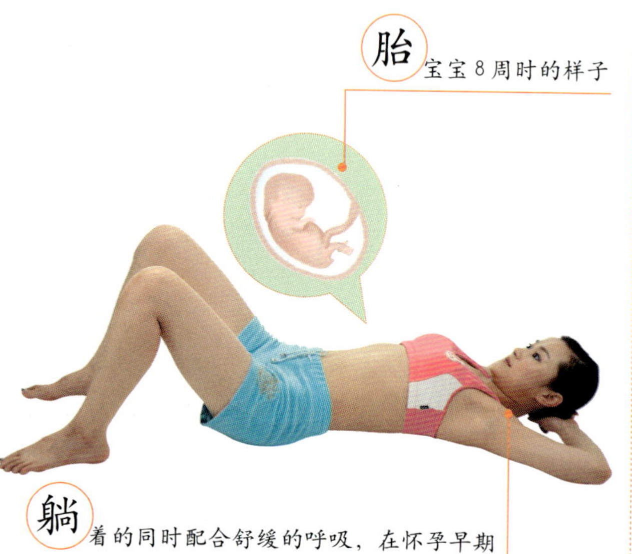

躺着的同时配合舒缓的呼吸，在怀孕早期打下一个良好的基础，让你更加镇定自若。

孕中期（13～28周）

孕中期是整个孕期比较稳定的时期，此时，孕早期的各种生理反应和情绪上的不安都消失了，在某种程度上来说，也脱离了流产的危险。这时候，孕妇应该注重增强身体的力量并培养自己的耐力，在练习瑜伽的时候，要随时注意保持脊柱在一条线上，以保证正常的呼吸，使胎宝宝可以正常朝着你的胸腔生长。此时最重要的是塑造健康的身体和愉悦的心情，并好好享受你的孕期。瑜伽可以带给你更多的力量，帮助你找到适合自己的运动量与休息时间。在你的生命中，第一次有了如此特殊的感觉，那就是孩子在你身体内的活动，让你不自觉发出这样的感慨：“我正在孕育着一个小生命！”

胎宝宝28周时的样子

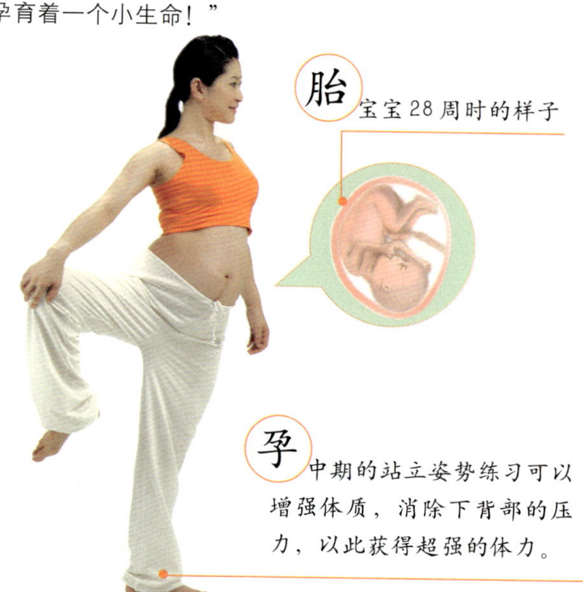

孕中期的站立姿势练习可以增强体质，消除下背部的压力，以此获得超强的体力。

孕晚期（29～40周）

在这最后的几周，是孕妈妈最辛苦的时期。随着胎宝宝的不断生长，准妈妈的腹部日渐膨胀，身体会更加沉重，孕妈妈在身体上和精神上都倍受折磨。但是，此时一想到就要和自己的宝宝见面了，准妈妈也充满了期待和感动。瑜伽练习主要使你更加放松，身体上和心理上都做好生产的准备。我们建议孕妈妈在精力充沛的状态下练习瑜伽，适度的伸展练习与更长、更深的呼吸与放松交替进行。除了要继续加强骨盆区域的肌肉群锻炼之外，还需要使自己心情更加开朗，消除临产的恐惧感。与此同时，瑜伽锻炼还可以使你的胎宝宝处于更好的有利生产的位置。

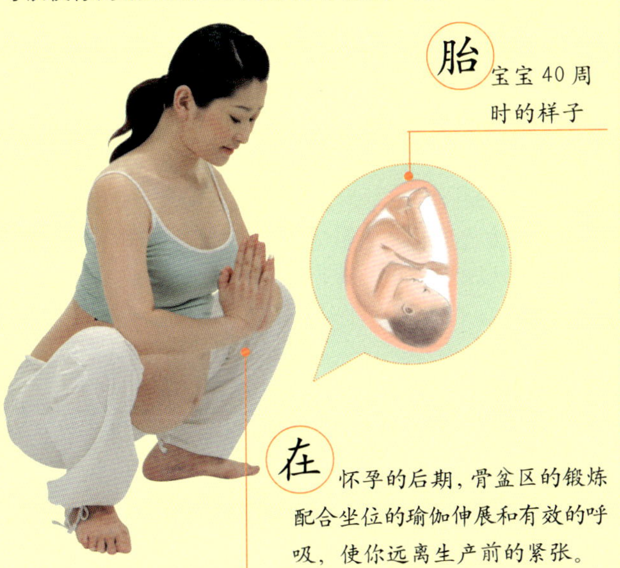

胎宝宝40周时的样子

在怀孕的后期，骨盆区的锻炼配合坐位的瑜伽伸展和有效的呼吸，使你远离生产前的紧张。

产后（孩子出生后）

在孩子出生之后，新妈妈们都期望重获昔日的迷人身材。你的腹部肌肉在怀孕之后已经变得松弛；也有可能你是剖腹产，肌肉需要恢复功能，增强力量。在稳定的体位上进行深呼吸，可以有效地加强腰腹部肌肉。循序渐进的柔和锻炼是非常安全有效的，过多、过快的练习却往往会适得其反。全天随时都可以采用瑜伽放松练习，这样可以补充睡眠，消除疲劳，使你以更好的状态与新生宝宝一起享受生活。

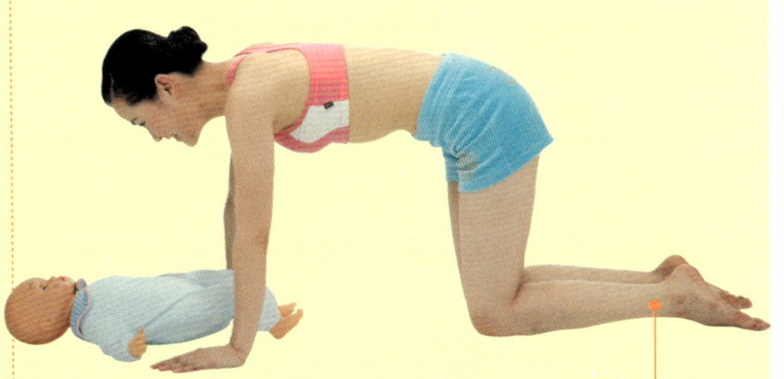

在度过了迎接新生宝宝来到这个世界的喜悦之后，可以通过瑜伽来帮助你锻炼深层肌肉，增强腰背力量，重新获得迷人身材。

小贴士 Tips

做个水中孕美人

游泳可以改善孕妇临产时的恐惧情绪，而且对分娩大有好处。在水中不需要加重身体的负担即可锻炼腿部、腰部的肌肉，还能增大肺活量，为分娩做好充分的身体准备。和不游泳的孕妇相比，孕期适当游泳锻炼的孕妇顺产率高，平均分娩的时间缩短，腰痛、痔疮、静脉曲张等症状也有所减轻。有些胎位不正的孕妇，通过游泳还能矫正胎位。

小贴士 Tips

产后饮食原则

产后的新妈妈一定要掌握科学的饮食之道，注意吸收均衡合理的营养。饮食要富含蛋白质，多吃鸡、鱼、瘦肉等食物。另外，牛奶、豆类也是新妈妈必不可少的补养佳品。多吃含铁、钙丰富的食物，同时要注意摄取必需的脂肪，因为脂肪酸对宝宝的大脑发育很有益，特别是不饱和脂肪酸，对中枢神经的发育特别重要。

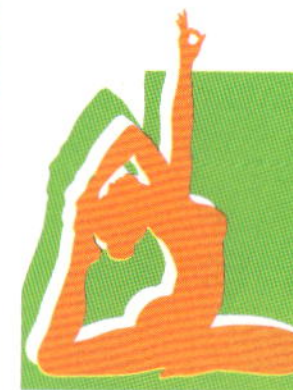

孕期瑜伽练习的基础

Yoga Foundations

孕期瑜伽练习的原则是：稳固你的双腿，脊柱保持在一条直线上，通过深呼吸放松自己，进而展开伸展练习。要加强下肢的力量，这会让你从容地面对肚子里的宝宝不断长大带给你身体的变化。当然，最重要的是要学会放松，这样才能使你的身心充满能量，轻松迎接宝宝的到来。

□ 站立增强式

在这个基础体位练习中，双脚分开与肩同宽，要保证双腿稳固。站立时保持臀部肌肉收紧。当你呼气时，感觉腹部肌肉向内收。

□ 积极放松

在放松的状态下深呼吸，双腿打开而坐，帮助你学会生产时身体的放松。练习时，双脚稳定地放在地板上，确信你的头、肩、背、尾骨保持与地面连接，吸气时引领会阴部的肌肉上提，呼气时放松。

□ 契合法

契合法是一种内在的调理训练，可以增强你内在的信心与力量。在很久以前，手指契合法（手印）就被瑜伽大师作为一种修习的方法。不同的手印对身心的影响也不同。

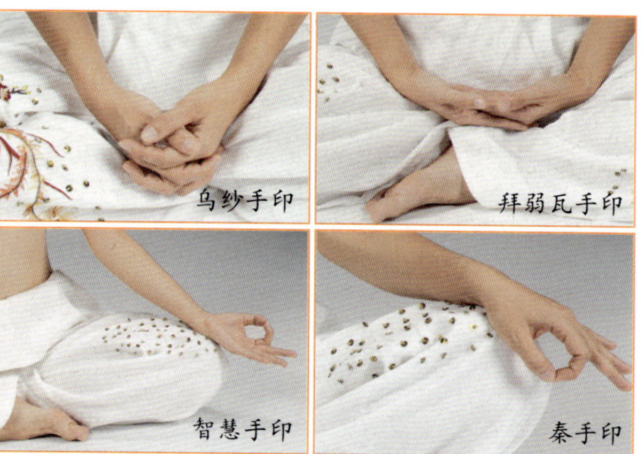

乌纱手印 拜弱瓦手印 智慧手印 秦手印

宁静的，集中的，有规律的练习可以使你更加积极地进入准妈妈这个角色中。

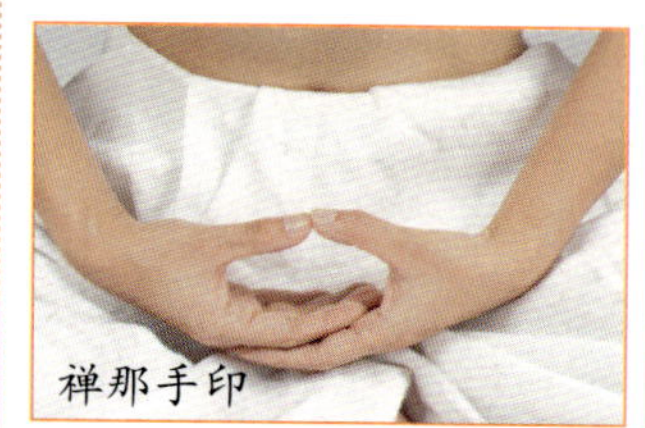

禅那手印

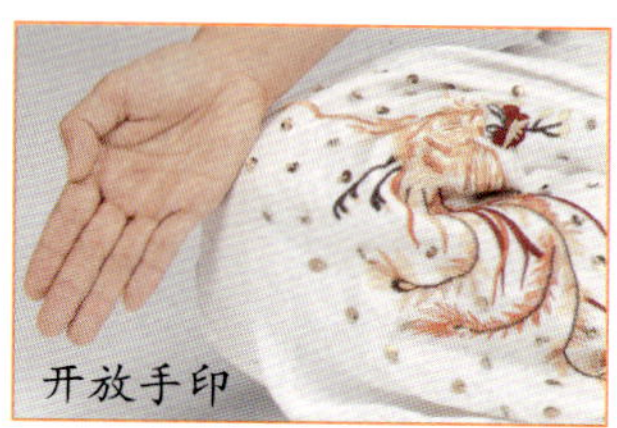

开放手印

□ 内在伸展

有些瑜伽体位对身体肌肉群的锻炼是我们通常感觉不到的，比如分娩时产妇才可以体会到某些肌肉的作用。因此，要加强内在的伸展锻炼。这可以通过逐步的呼吸与肌肉练习来获得。

□ 放松伸展

所有瑜伽伸展练习都一定会锻炼到肌肉，特别是深层的肌肉。当你伸展时，放松那些通常紧张的外层肌肉，保持关节放松，感受全身的伸展。

□ 深度放松

要有充足的时间结束每天的瑜伽练习，进行深度的放松。经典的摊尸式是最常用的一种，可以让你在最短的时间内获得最有效的放松。想象打开一个空间，让你的情感自由地流露，增长你对宝宝无私的爱。

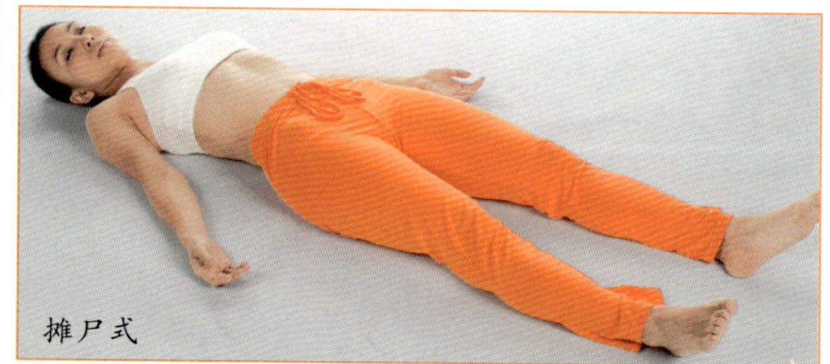

摊尸式

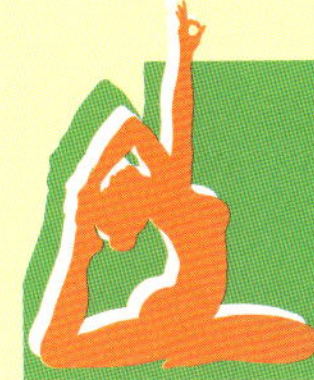

如何使用这本书 How to use

瑜伽练习时务必遵照一定的练习原则，选择适合身体条件的体位法。准备好这些，就可以开始你的孕期瑜伽之旅了。

本书精心挑选了许多经典的瑜伽体位法以帮助你顺利地过渡到母亲的角色，为了你的安全，书中除了介绍体位法的基本姿势外，还特别增加了"瑜伽导师特别提醒"的版块，让你真正得到安全、有效的瑜伽练习。需要注意的是，书中的体位法姿势也不是一成不变的，你可以进行最适合你身体状况的变通。

不要计较时间的长短，每天有规律地练习，能打开你的心扉，使你心情宁静，愉悦地欢迎宝宝的到来。事实上，无论你在什么地方，许多活动都可以计入每天有规律的锻炼中。在每天的站、走、坐等时候都可以进行锻炼。

开始体位

先进行几次呼吸，就准备开始吧。山式可以作为站立的开始体位；正坐可以作为坐位的开始体位；猫式可以作为跪坐伸展的开始体位；平躺可以作为仰卧的开始体位。

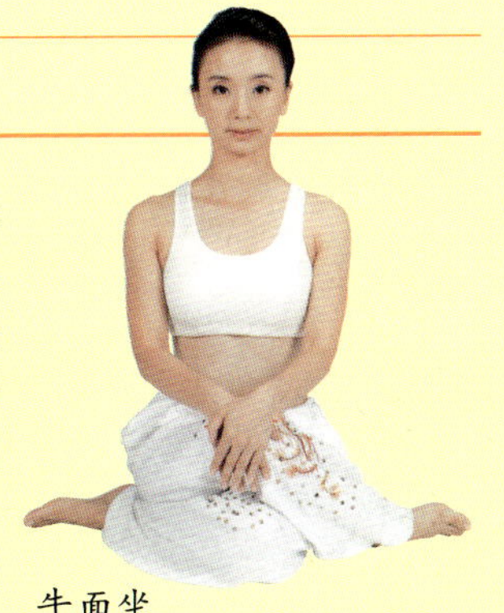

牛面坐

基础体位

根据开始的体位以及你所处的怀孕阶段，选择一个或多个动作，如动态的伸展练习（如坐位伸展，屈膝等），也可以采用放松的方式伸展（如脊柱的弯曲，积极地放松等），这些练习可以使你的呼吸与动作结合得更加充分，使身体充满能量。

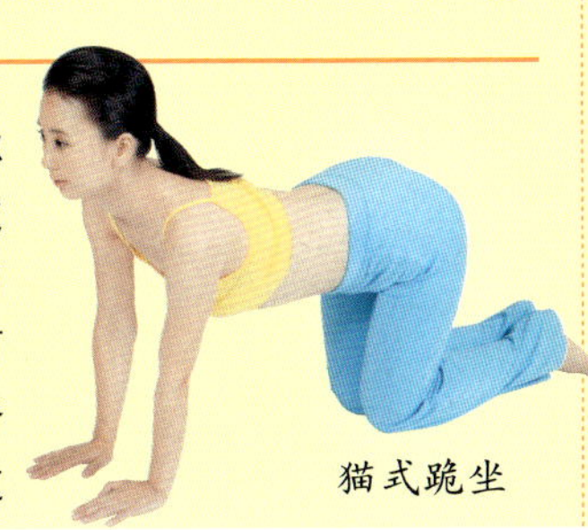

猫式跪坐

进一步发展的体位

依据你所处的怀孕阶段采用一个或多个体位进行练习。一些经典的体位如树式、战士式，或者采用一些特殊的练习都有助于缓解身体的不适状况，只要你自己感觉舒适即可。

综合练习

当你开始关注呼吸时，你的思想也变得更加集中。练习的时候要注意，脊柱要保持挺直，髋部打开，肩部伸展，这样才能有效地增强盆腔的肌肉。坐位伸展，积极地放松，手部的练习，契合法，呼吸练习……可以组合在一起进行。

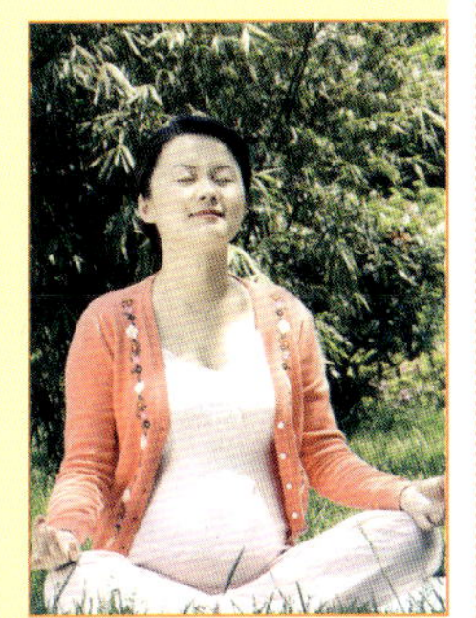

放松练习

整个练习结束后要有至少3分钟的放松时间。放松是非常重要的，它可以给你带来深度的呼吸效果。配合坐位、仰卧、行走等状态下的放松，可以使你的能量得到恢复，使你的宝宝变得安静。

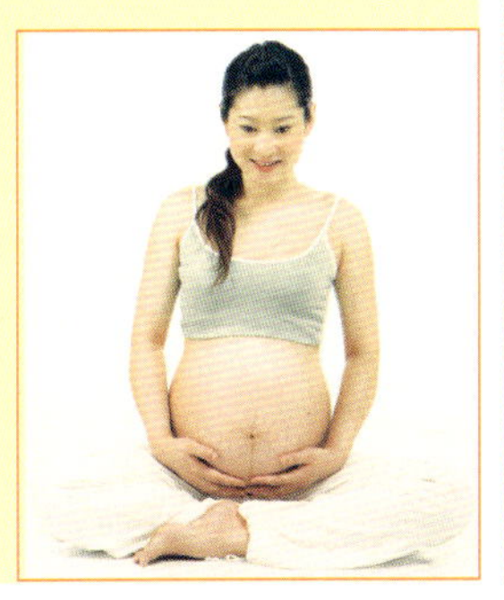

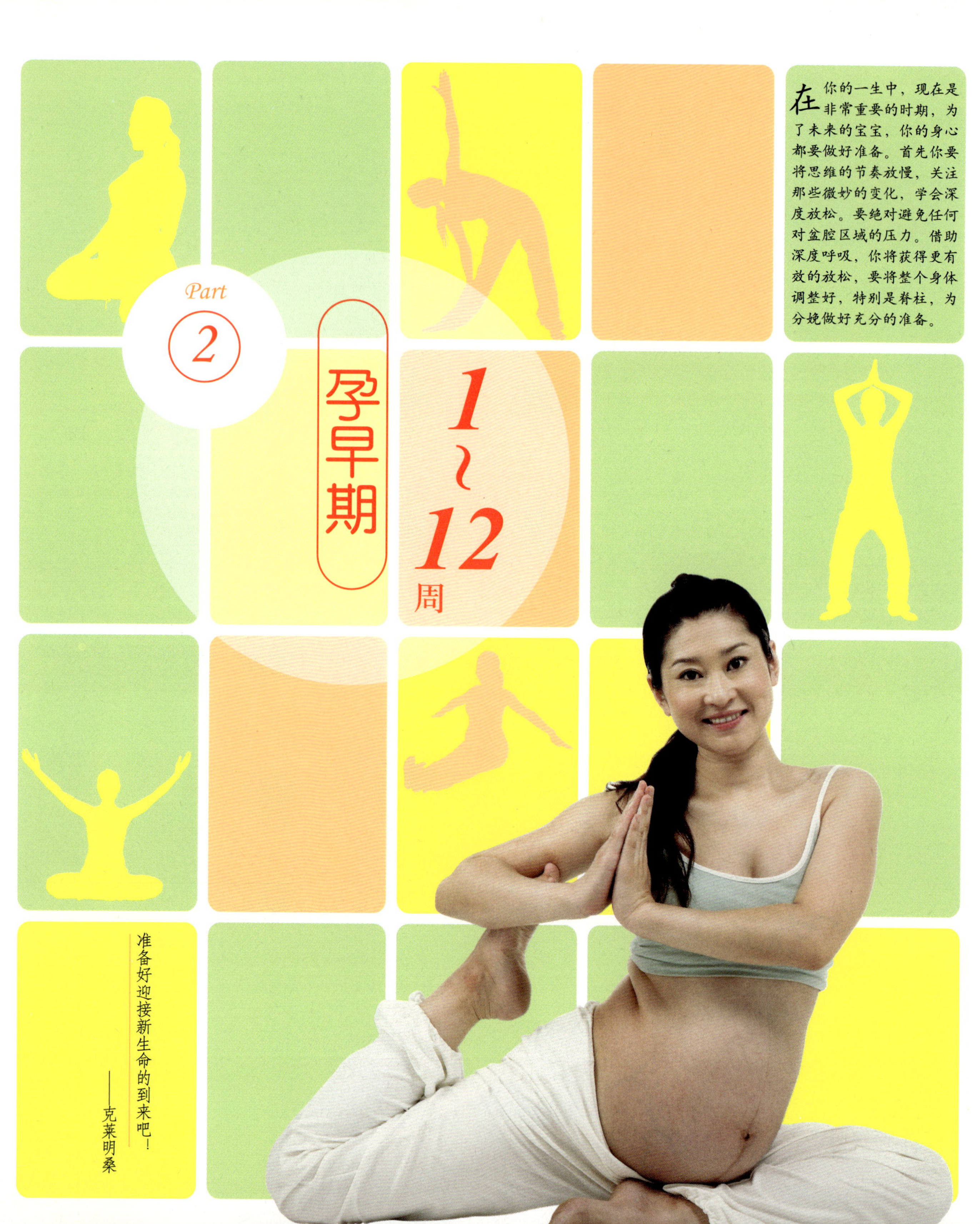

Part 2

孕早期 1~12周

在你的一生中，现在是非常重要的时期，为了未来的宝宝，你的身心都要做好准备。首先你要将思维的节奏放慢，关注那些微妙的变化，学会深度放松。要绝对避免任何对盆腔区域的压力。借助深度呼吸，你将获得更有效的放松，要将整个身体调整好，特别是脊柱，为分娩做好充分的准备。

准备好迎接新生命的到来吧！

——克莱明桑

课前必读

孕早期准妈妈的生理特点

第1个月(1~4周)

这个阶段准妈妈没有什么特别的感觉，子宫的大小与怀孕前几乎没有什么差异，子宫壁因为受精卵着床而变得柔软并稍微增厚。这时，卵巢开始分泌黄体激素，黄体激素可促进乳腺发育，准妈妈会感到乳房稍稍变硬。

第2个月(5~8周)

子宫增大到如鹅蛋般大小，阴道分泌物增多，乳房增大明显，乳头变得更为敏感。多数准妈妈开始出现恶心、呕吐、食欲不振等妊娠反应。由于激素的作用以及增大的子宫压迫膀胱，准妈妈的小便次数开始增加。

第3个月(9~12周)

妊娠12周的子宫已经有拳头那么大，在下腹部、耻骨联合上缘处可以触摸到子宫底部。乳房有沉重感，乳头、乳晕的颜色相继加深。外阴颜色变深，阴道的分泌物增多且比较粘稠。皮肤变得没有光泽，眼睛周围、面颊处会出现妊娠斑。

孕早期胎宝宝的生理特点

第1个月(1~4周)

这个阶段的胎宝宝被叫做“胚芽”，身长1厘米左右，体重约1克。外表还不具备人的特征，头部占身体的一半，形状像小海马。胎宝宝的性别及长大后的肤色、身高、长相都已经确定。胳膊和腿、神经系统、血液系统和循环系统的原形几乎均已出现。

第2个月(5~8周)

这个阶段的胎宝宝身长约3厘米左右，体重约4克。外表已经能够分辨头部、身体以及手和脚，逐渐具备人的形态。到第6周时，胎宝宝的心脏开始跳动，心脏、血管产生向全身输送血液的能力。羊水生成了，脐带和胎盘开始发育。

第3个月(9~12周)

这个阶段的胎宝宝可以称为胎儿而不是胚芽了，身长8厘米左右，体重约25克。这时候的胎宝宝可以在羊水中游动，内脏器官的发育已基本完成，长了手指和脚趾。脸部轮廓日渐分明，眼皮、眼眉、耳朵、嘴唇、鼻孔相继生成。外生殖器已经发育。

孕早期生活指南

1 预防病毒感染。一些病毒会引起胎儿畸形，如风疹病毒、流感病毒。注意不要到卫生环境差的公共场所去。

2 预防弓形虫感染。猫和狗的粪便以及生肉中都可能有弓形虫属的寄生虫，它对胎儿有严重危害。因此不要养猫和狗，接触生肉后要洗手。

3 避免用药。许多药物对胎儿有严重的损害。妊娠期间避免用药，包括补药和平时因小病而服用的一些常用药，除非医生证明此药是安全的。

4 不饮酒，不吸烟。远离有毒、有害的环境。

5 不宜举高、负重，不宜剧烈活动。

6 温馨的家庭气氛。丈夫的体贴关心，是保障母儿健康的重要条件。避免性生活。

孕早期体位法练习

扩展胸腔的

肩部伸展式

这些效果也值得期待

- 消除疲劳
- 缓解肩部紧张感
- 缓解心痛
- 恢复精力

难度指数：★☆☆☆☆　　**建议次数：**3~5 组/次　2~4 次/周

这个站立伸展的动作，可以打开你的胸腔并放松肩部，相对来说难度较低，非常适合孕早期的准妈妈来做。在这个体位法中，姿势都需要站立完成并且稍微弯曲膝关节，这样可以避免伸展时背部拱起。另外，在向下伸展肩部时，也使脊柱得到了很好的弯曲，增强了神经活力。

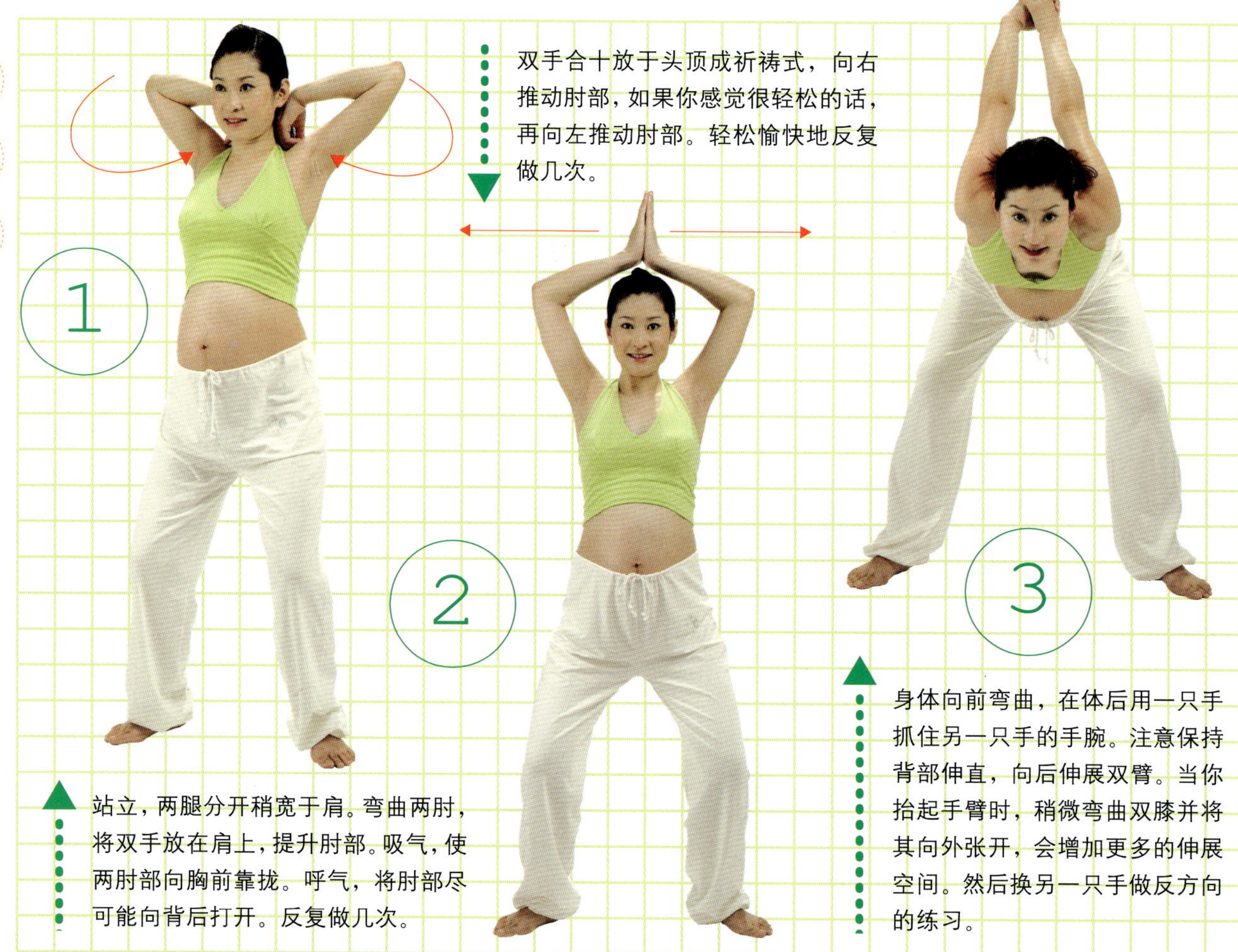

1 站立，两腿分开稍宽于肩。弯曲两肘，将双手放在肩上，提升肘部。吸气，使两肘部向胸前靠拢。呼气，将肘部尽可能向背后打开。反复做几次。

2 双手合十放于头顶成祈祷式，向右推动肘部，如果你感觉很轻松的话，再向左推动肘部。轻松愉快地反复做几次。

3 身体向前弯曲，在体后用一只手抓住另一只手的手腕。注意保持背部伸直，向后伸展双臂。当你抬起手臂时，稍微弯曲双膝并将其向外张开，会增加更多的伸展空间。然后换另一只手做反方向的练习。

4
降低难度
如果是刚刚接触瑜伽的准妈妈，可屈腿来做此动作，以降低难度。
保持双腿伸直，双手环抱双肘，并最大限度地向下伸展，同时配合深长的呼吸。
还原到站立位，双膝弯曲，在身体的两侧轻轻地摆动双臂。反复做几次。
5

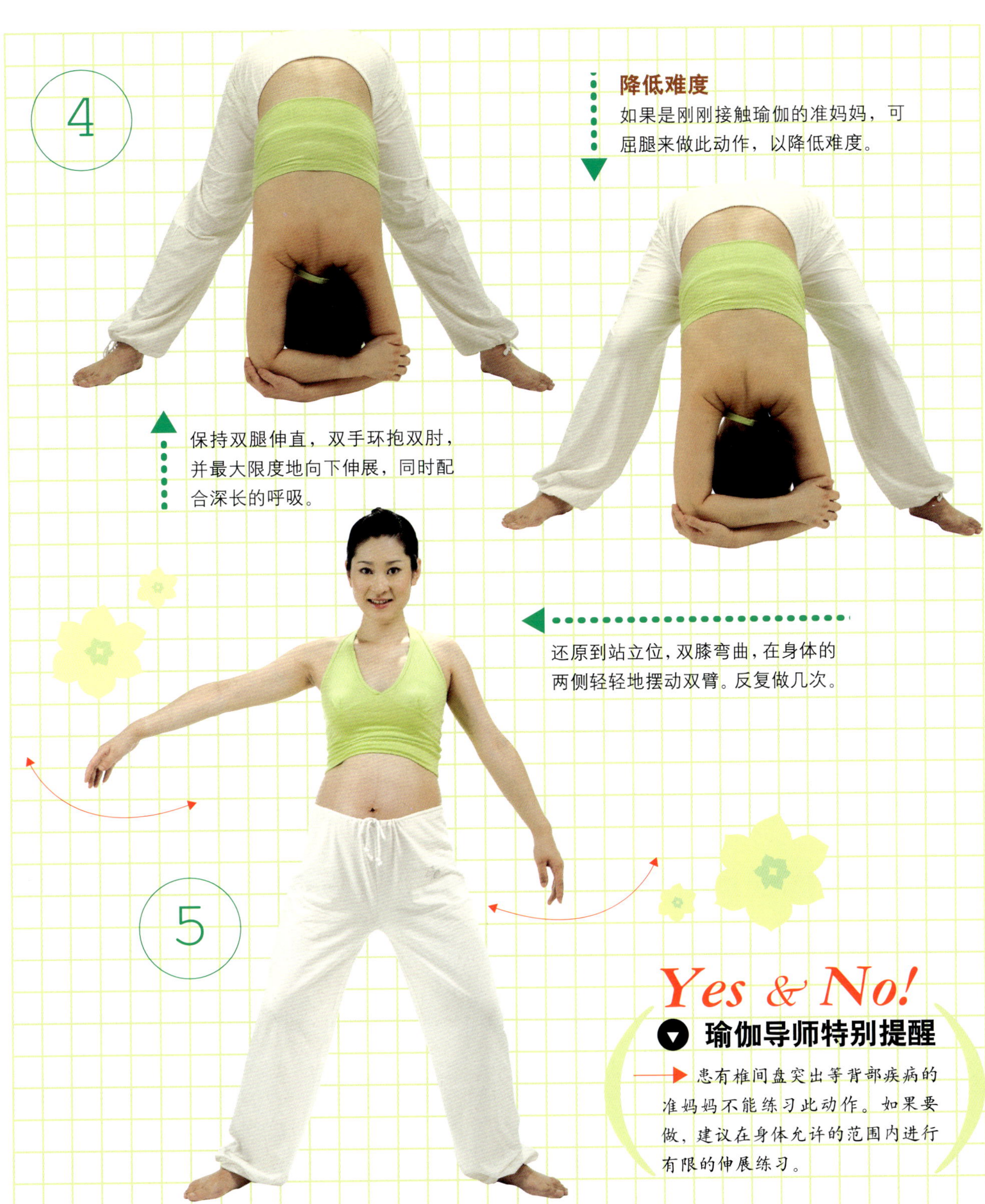

Yes & No!

瑜伽导师特别提醒

患有椎间盘突出等背部疾病的准妈妈不能练习此动作。如果要做，建议在身体允许的范围内进行有限的伸展练习。

强化骨盆的 简易三角式

这些效果也值得期待

- 调节脊神经
- 加强消化系统功能
- 预防并缓解心痛
- 发展呼吸能力

难度指数：★★★☆☆　**建议次数：**1~3 组/次　3~4 次/周

这个经典的姿势对于刚刚开始瑜伽练习的准妈妈和希望在怀孕期间从这个姿势上得到更多益处的有经验的练习者都非常适用。这个姿势还能有效地锻炼髋关节，增强骨盆的能力。这组练习的特点是开始时放松地移动你的身体并且松弛肌肉，然后再做经典三角式，在自己的极限位置停留，从而避免你的身体在保持三角式时受到伤害。

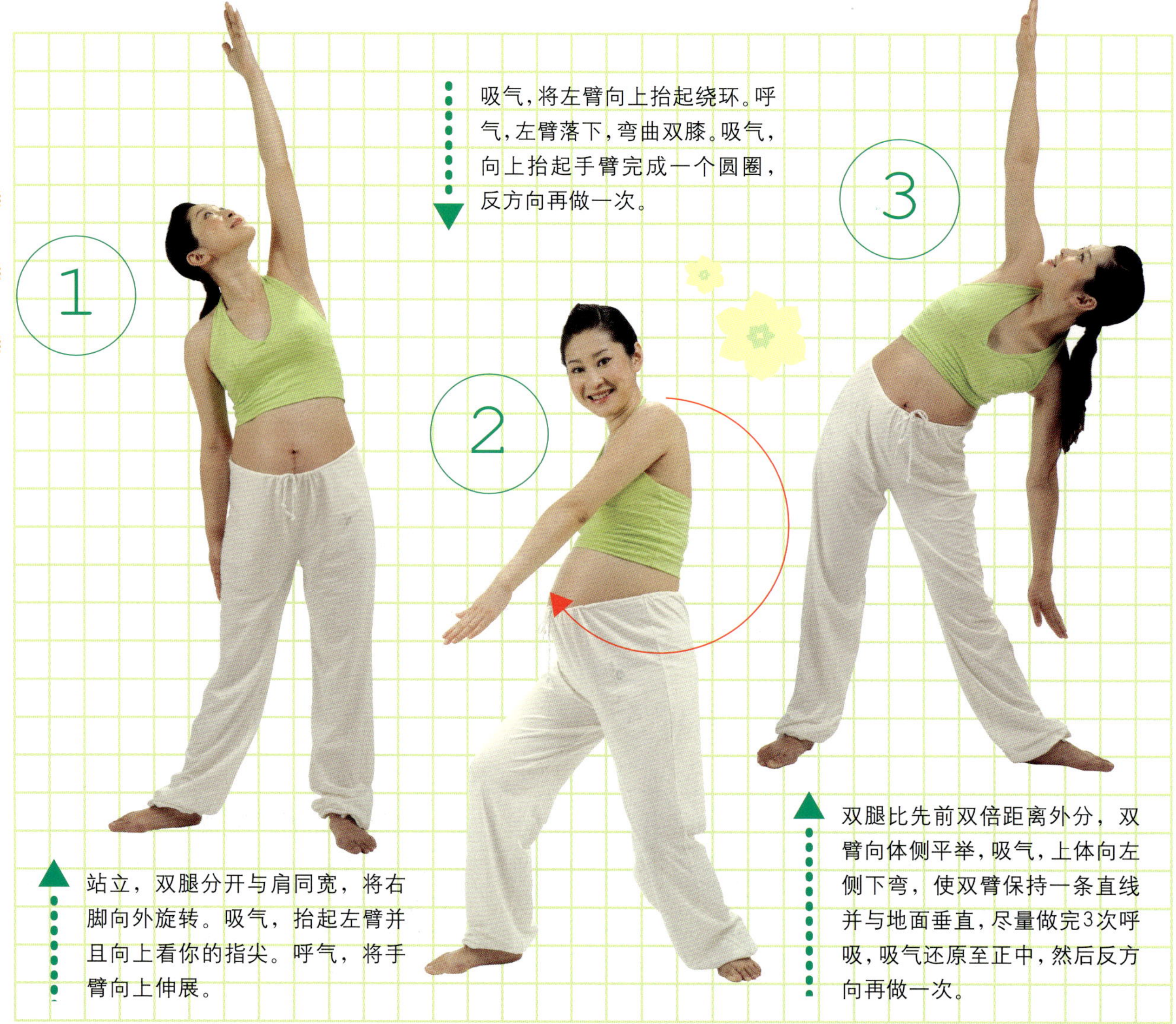

1 站立，双腿分开与肩同宽，将右脚向外旋转。吸气，抬起左臂并且向上看你的指尖。呼气，将手臂向上伸展。

2 吸气，将左臂向上抬起绕环。呼气，左臂落下，弯曲双膝。吸气，向上抬起手臂完成一个圆圈，反方向再做一次。

3 双腿比先前双倍距离外分，双臂向体侧平举，吸气，上体向左侧下弯，使双臂保持一条直线并与地面垂直，尽量做完3次呼吸，吸气还原至正中，然后反方向再做一次。

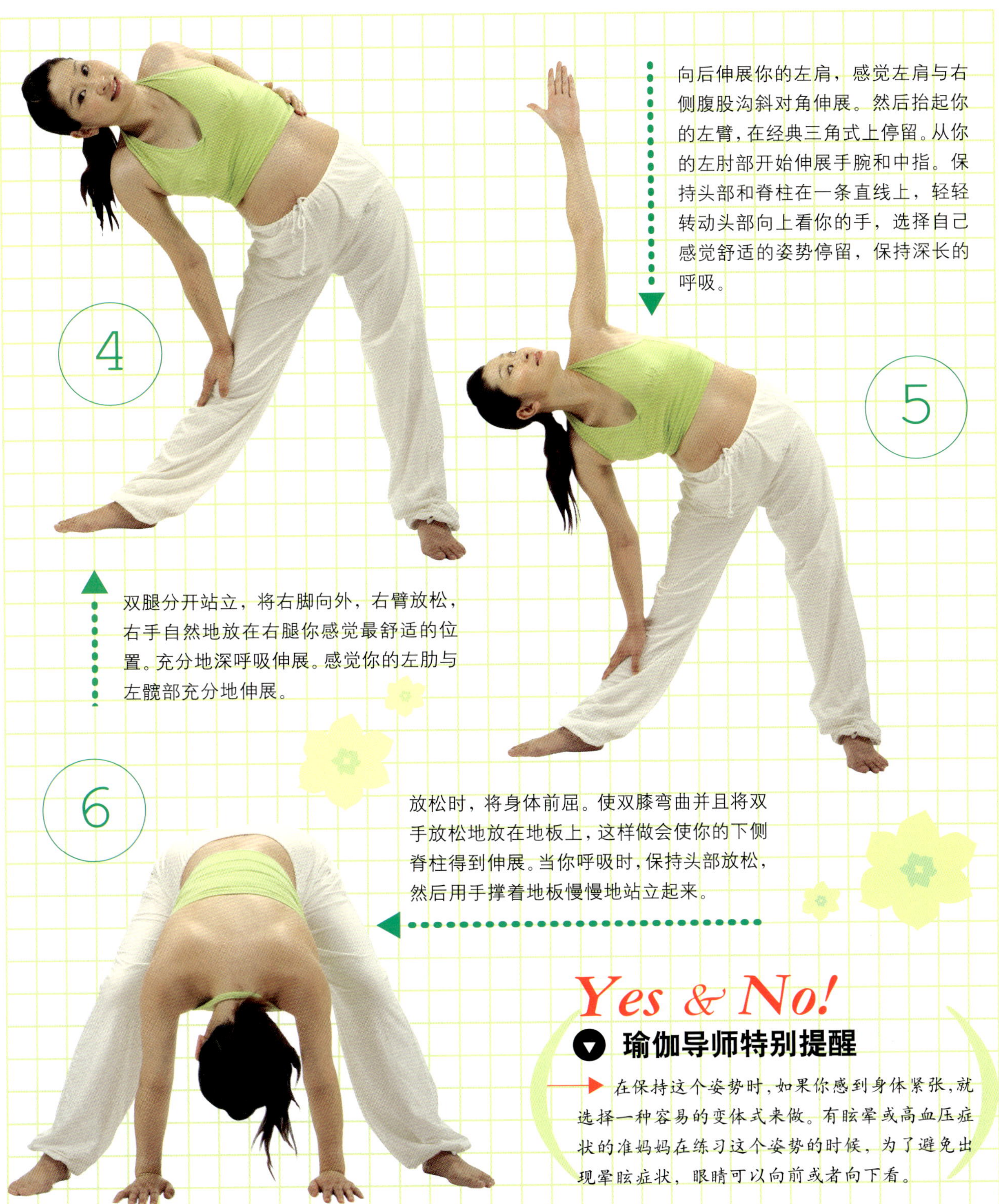

4

双腿分开站立，将右脚向外，右臂放松，右手自然地放在右腿你感觉最舒适的位置。充分地深呼吸伸展。感觉你的左肋与左髋部充分地伸展。

5

向后伸展你的左肩，感觉左肩与右侧腹股沟斜对角伸展。然后抬起你的左臂，在经典三角式上停留。从你的左肘部开始伸展手腕和中指。保持头部和脊柱在一条直线上，轻轻转动头部向上看你的手，选择自己感觉舒适的姿势停留，保持深长的呼吸。

6

放松时，将身体前屈。使双膝弯曲并且将双手放松地放在地板上，这样做会使你的下侧脊柱得到伸展。当你呼吸时，保持头部放松，然后用手撑着地板慢慢地站立起来。

Yes & No!

瑜伽导师特别提醒

在保持这个姿势时，如果你感到身体紧张，就选择一种容易的变体式来做。有眩晕或高血压症状的准妈妈在练习这个姿势的时候，为了避免出现晕眩症状，眼睛可以向前或者向下看。

丽丽教练最爱的体式，
大力推荐哟！

缓解妊娠浮肿的 抬升骨盆练习

这些效果也值得期待

- 缓解下背疼痛
- 缓解双腿疲劳
- 纠正脊柱不良姿态

难度指数：★★☆☆☆　**建议次数：**3~5 组/次　4~6 次/周

骨盆是孕育宝宝的主要器官之一，在孕期起到非常重要的作用。孕期做关于骨盆的一系列运动可以增强骨盆的灵活性，减轻背部疼痛，具有利尿的功效，可以促进腿部的血液流动，能有效防止孕期静脉曲张和妊娠浮肿的发生。这组动作还可以调节并提高脊柱组织的活力。而且在运动的过程中，通过深长的腹式呼吸还能放松身体。

1

仰卧，弯曲双膝，双脚稍微分开，全脚掌着地，使双脚和双膝在一条直线上。脊柱完全贴在地板上，颈部保持舒适放松。双手放松地放在下腹部。

2

平稳地呼吸。当呼气时，将背中部下压到地板上，重复几次。当进行深长的呼吸时，尾骨可以稍微抬起。

3

向地板方向下压手掌，稍稍抬起臀部并且让骨盆做一些轻微的移动。如果这样做你感觉不困难也不痛苦，就可以将骨盆顺时针移动，然后再逆时针移动。之后放松，深长地呼吸。

Notice!

孕妈咪注意

在放松的过程中，准妈妈尽量不要打开膝关节。腰部力量不够的准妈妈切不可勉强，因为如果练习导致腰部疼痛，那么在生产时很可能也会产生腰痛的症状。

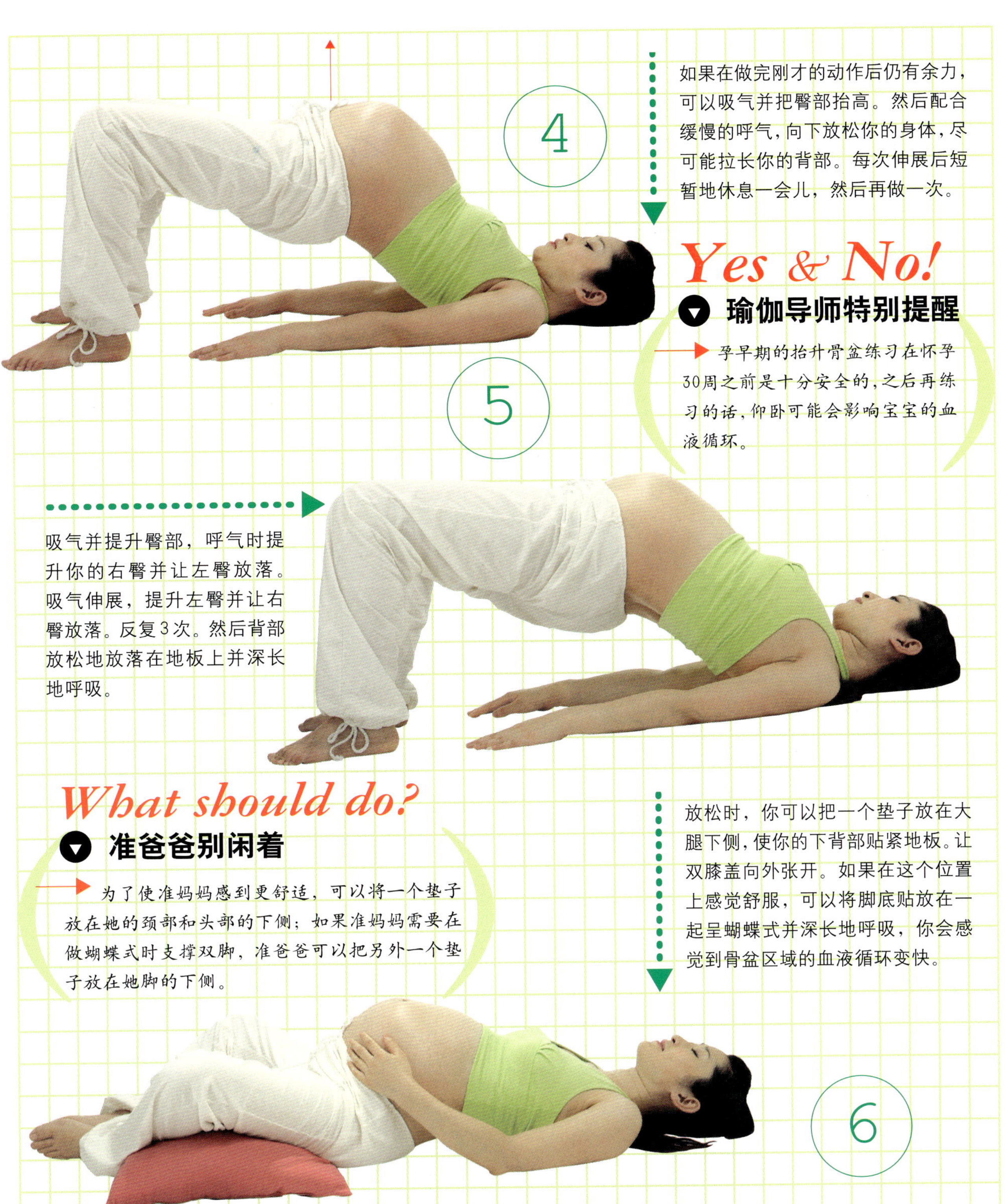

4

如果在做完刚才的动作后仍有余力，可以吸气并把臀部抬高。然后配合缓慢的呼气，向下放松你的身体，尽可能拉长你的背部。每次伸展后短暂地休息一会儿，然后再做一次。

Yes & No!

瑜伽导师特别提醒

孕早期的抬升骨盆练习在怀孕30周之前是十分安全的，之后再练习的话，仰卧可能会影响宝宝的血液循环。

5

吸气并提升臀部，呼气时提升你的右臀并让左臀放落。吸气伸展，提升左臀并让右臀放落。反复3次。然后背部放松地放落在地板上并深长地呼吸。

What should do?

准爸爸别闲着

为了使准妈妈感到更舒适，可以将一个垫子放在她的颈部和头部的下侧；如果准妈妈需要在做蝴蝶式时支撑双脚，准爸爸可以把另外一个垫子放在她脚的下侧。

6

放松时，你可以把一个垫子放在大腿下侧，使你的下背部贴紧地板。让双膝盖向外张开。如果在这个位置上感觉舒服，可以将脚底贴放在一起呈蝴蝶式并深长地呼吸，你会感觉到骨盆区域的血液循环变快。

缓解孕期失眠的

脊柱滚动式

这些效果也值得期待

- 预防坐骨神经痛
- 舒缓头部紧张感
- 缓解颈部疼痛
- 柔韧脊柱

难度指数：★★☆☆☆　**建议次数：** 2~4 组/次　3~4 次/周

这组在垫子上练习的姿势包括扭转滚动式和伸展滚动式两部分，即运用滚动姿势伸展和放松身体。对孕妇来说，安全地练习瑜伽中扭转和弯曲的姿势，可以集中放松并加强腹部和下背部的肌肉。在孕期及产后都可以练习这个姿势，它将为你带来良好的睡眠。

扭转滚动式

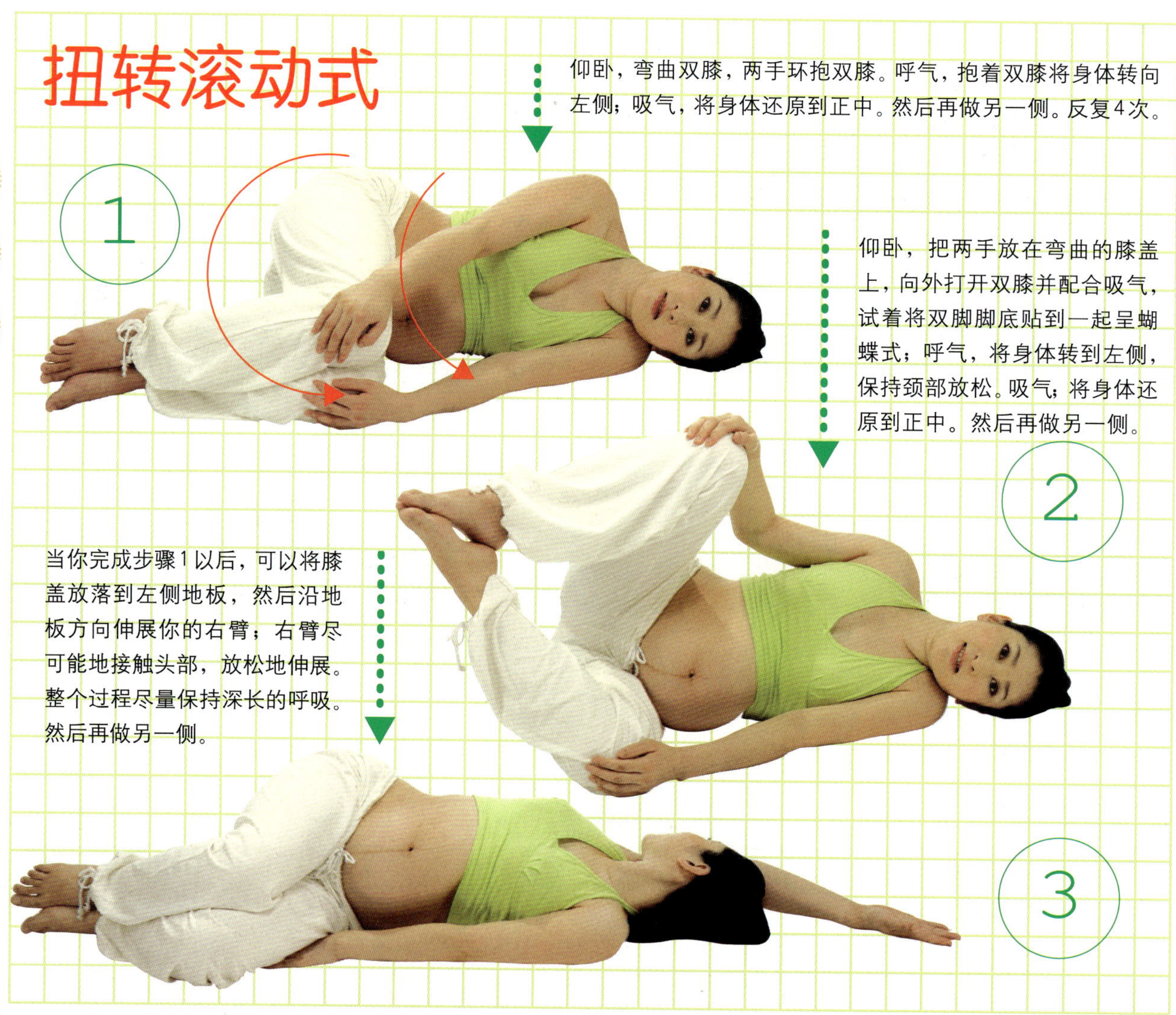

1 仰卧，弯曲双膝，两手环抱双膝。呼气，抱着双膝将身体转向左侧；吸气，将身体还原到正中。然后再做另一侧。反复4次。

2 仰卧，把两手放在弯曲的膝盖上，向外打开双膝并配合吸气，试着将双脚脚底贴到一起呈蝴蝶式；呼气，将身体转到左侧，保持颈部放松。吸气，将身体还原到正中。然后再做另一侧。

3 当你完成步骤1以后，可以将膝盖放落到左侧地板，然后沿地板方向伸展你的右臂；右臂尽可能地接触头部，放松地伸展。整个过程尽量保持深长的呼吸。然后再做另一侧。

孕早期

伸展滚动式

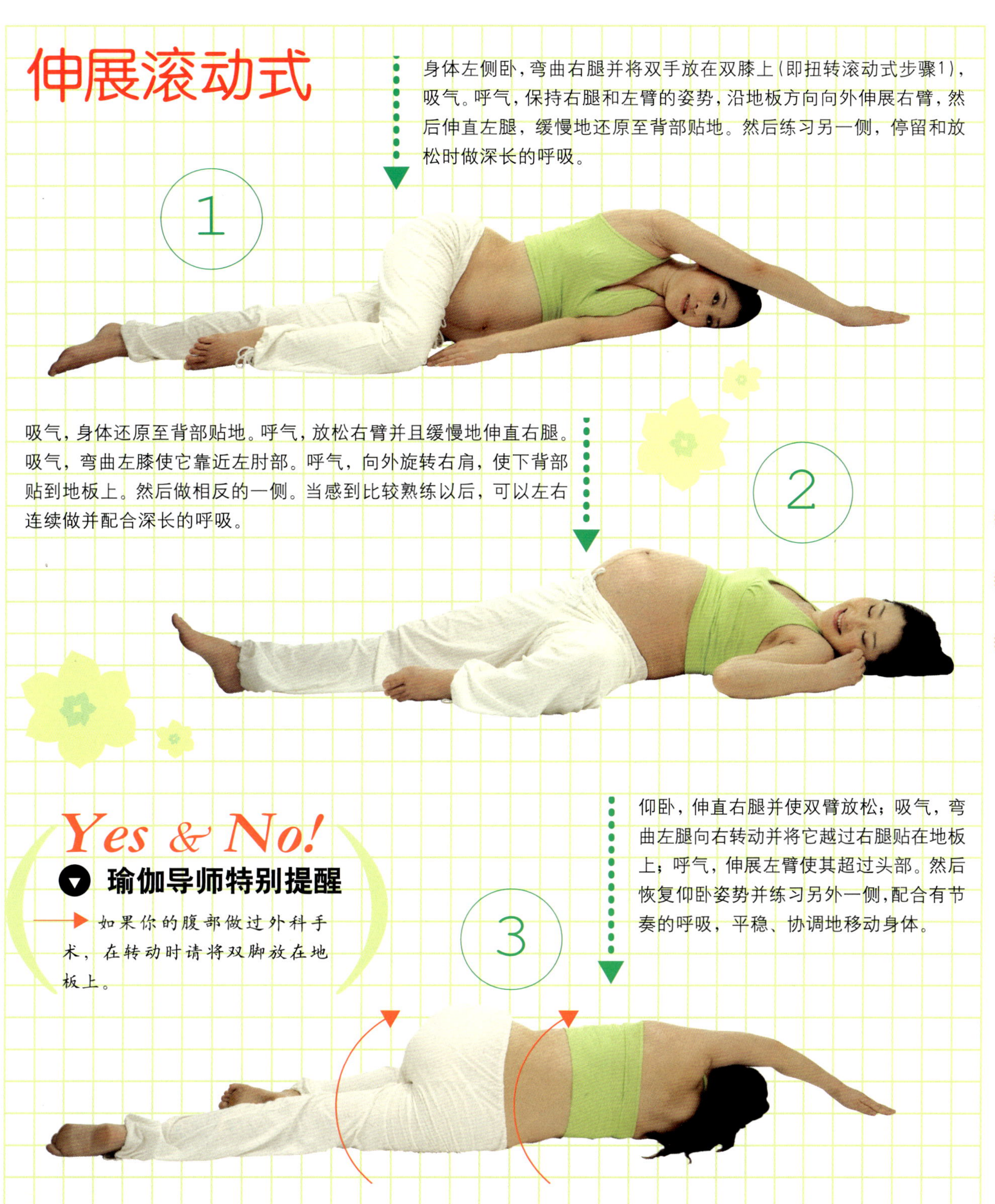

1

身体左侧卧，弯曲右腿并将双手放在双膝上（即扭转滚动式步骤1），吸气。呼气，保持右腿和左臂的姿势，沿地板方向向外伸展右臂，然后伸直左腿，缓慢地还原至背部贴地。然后练习另一侧，停留和放松时做深长的呼吸。

2

吸气，身体还原至背部贴地。呼气，放松右臂并且缓慢地伸直右腿。吸气，弯曲左膝使它靠近左肘部。呼气，向外旋转右肩，使下背部贴到地板上。然后做相反的一侧。当感到比较熟练以后，可以左右连续做并配合深长的呼吸。

3

仰卧，伸直右腿并使双臂放松；吸气，弯曲左腿向右转动并将它越过右腿贴在地板上；呼气，伸展左臂使其超过头部。然后恢复仰卧姿势并练习另外一侧，配合有节奏的呼吸，平稳、协调地移动身体。

Yes & No!

瑜伽导师特别提醒

如果你的腹部做过外科手术，在转动时请将双脚放在地板上。

缓解孕期抽筋的

拐杖式

这些效果也值得期待

- 缓解肩背疼痛
- 强健膝关节
- 调节呼吸系统

难度指数：★☆☆☆☆　建议次数：1~3 组/次 3~4 次/周

这个姿势可以有效地锻炼腿部的肌肉，增强腿部的力量。对于孕早期腿部容易抽筋的准妈妈来说，这个姿势无疑是最好的练习体位。另外，这个姿势同样适合孕中期和孕晚期的准妈妈。在孕中期和孕晚期，胎宝宝迅速生长，会从母体吸收更多的钙，如果准妈妈钙的摄取量不足，就会导致腿部抽筋。这时候练习这个姿势，可有效地缓解抽筋症状。

1

坐位，双腿向前伸直，脚趾向上，膝盖尽量下压并拉伸脚跟，使双脚向上翘起。

2

手臂向身体两侧打开，与身体成45度，手指用力伸直，胸骨向上抬起并放松肩部肌肉。

3

保持此姿势并做深长的腹式呼吸。停留20秒，然后左右摇晃双腿进行放松。

Yes & No!

瑜伽导师特别提醒

如果你是在硬质地板上练习，那么最好加一个防滑的软垫，这样可以减少久坐对尾骨产生的伤害。另外，如果患有脚踝松软症或者脚踝刚刚扭伤的准妈妈，不要练习这个姿势。

丽丽教练最爱的体式，
大力推荐哟！

强健腹部肌肉的 蛙式

这些效果也值得期待

● 放松腰背部肌群 ● 缓解膝关节疼痛
● 舒展髋关节 ● 强健神经系统

难度指数： ★★☆☆☆ **建议次数：** 1~3 组/次 2~3 次/周

对于孕妇的双脚、双踝和双膝来说，这个姿势是一个不错的练习。在练习时，腹部器官被朝着地面方向按压，腹部肌肉和腹部器官都得到了强化，对孕妇分娩也大有益处。这个姿势还伸展了臀部和大腿内侧的肌肉，为孕妇顺利分娩做好了准备。另外，在练习过程中，膝部也变得更为结实，能缓解由于风湿和痛风所引起的膝关节疼痛。

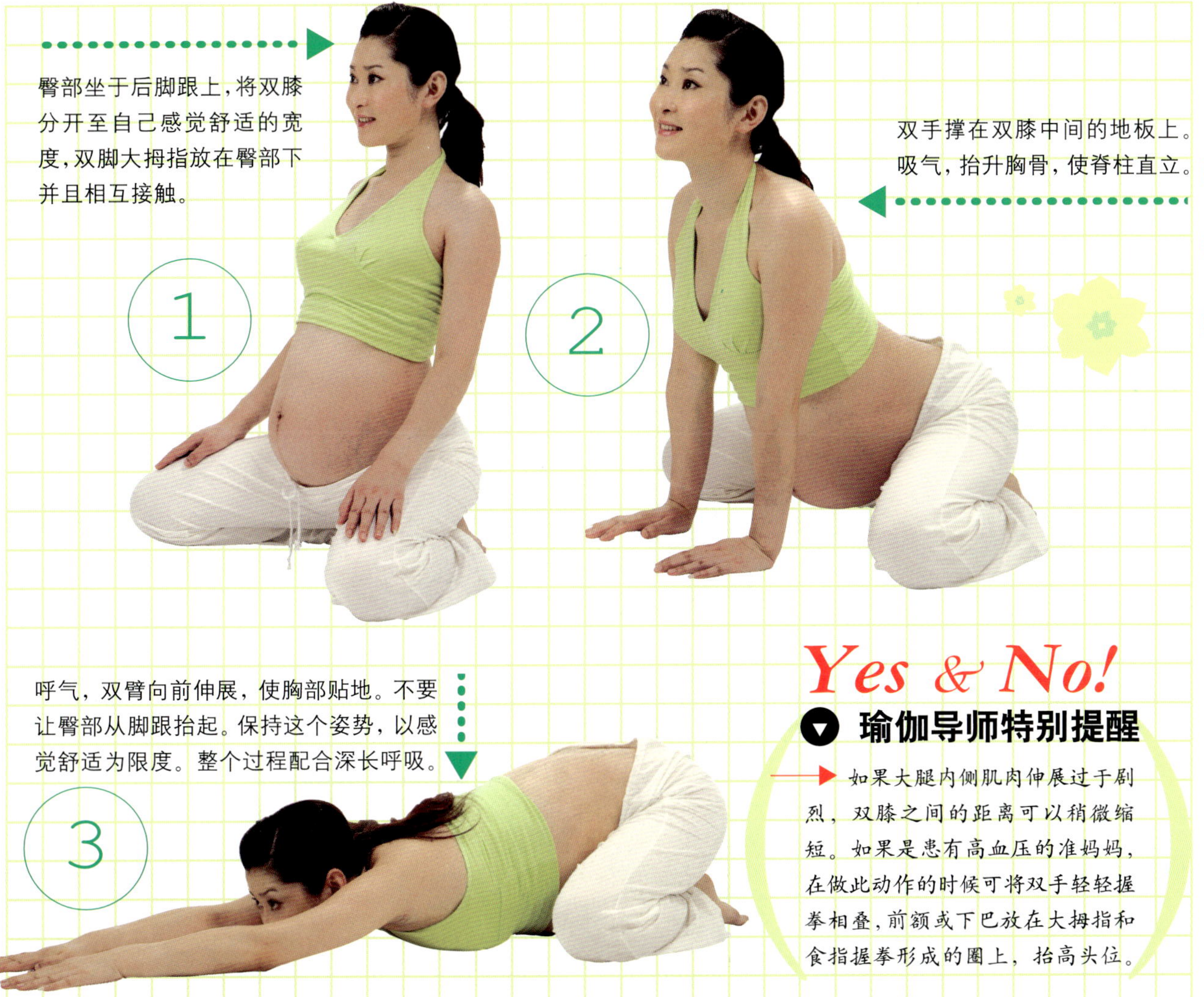

1 臀部坐于后脚跟上，将双膝分开至自己感觉舒适的宽度，双脚大拇指放在臀部下并且相互接触。

2 双手撑在双膝中间的地板上。吸气，抬升胸骨，使脊柱直立。

3 呼气，双臂向前伸展，使胸部贴地。不要让臀部从脚跟抬起。保持这个姿势，以感觉舒适为限度。整个过程配合深长呼吸。

Yes & No!

瑜伽导师特别提醒

如果大腿内侧肌肉伸展过于剧烈，双膝之间的距离可以稍微缩短。如果是患有高血压的准妈妈，在做此动作的时候可将双手轻轻握拳相叠，前额或下巴放在大拇指和食指握拳形成的圈上，抬高头位。

缓解肩颈疲劳的 颈部练习

这些效果也值得期待
- 优美颈部线条
- 缓解脑部疲劳
- 滋养眼部神经
- 改善血液循环

难度指数：★☆☆☆☆　建议次数：2~4 组/次　4~5 次/周

这个体式的练习，可以放松孕妇整个的颈部、上背和肩膀。如果此练习做得准确，往往可以听到颈部发出“喀喀”的声响。这是由于紧张的颈部得到舒缓以及神经、韧带和肌肉都得到很好的按摩和放松而产生的。这个练习还能够缓解孕早期的妊娠反应，并有助于预防和缓解紧张以及头痛。站立练习时注意不要闭上双眼，而且要掌控好身体的平衡。

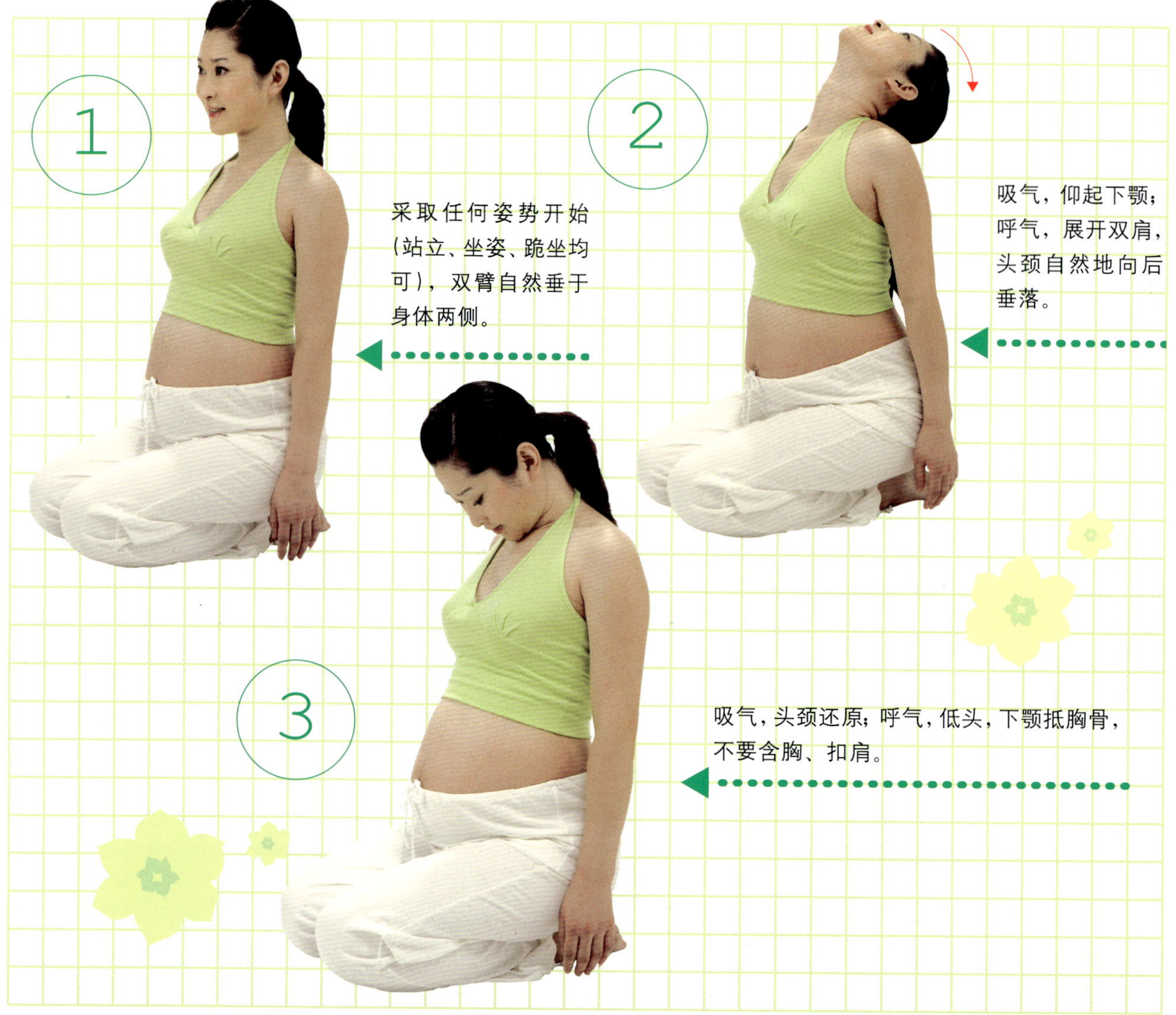

1 采取任何姿势开始（站立、坐姿、跪坐均可），双臂自然垂于身体两侧。

2 吸气，仰起下颚；呼气，展开双肩，头颈自然地向后垂落。

3 吸气，头颈还原；呼气，低头，下颚抵胸骨，不要含胸、扣肩。

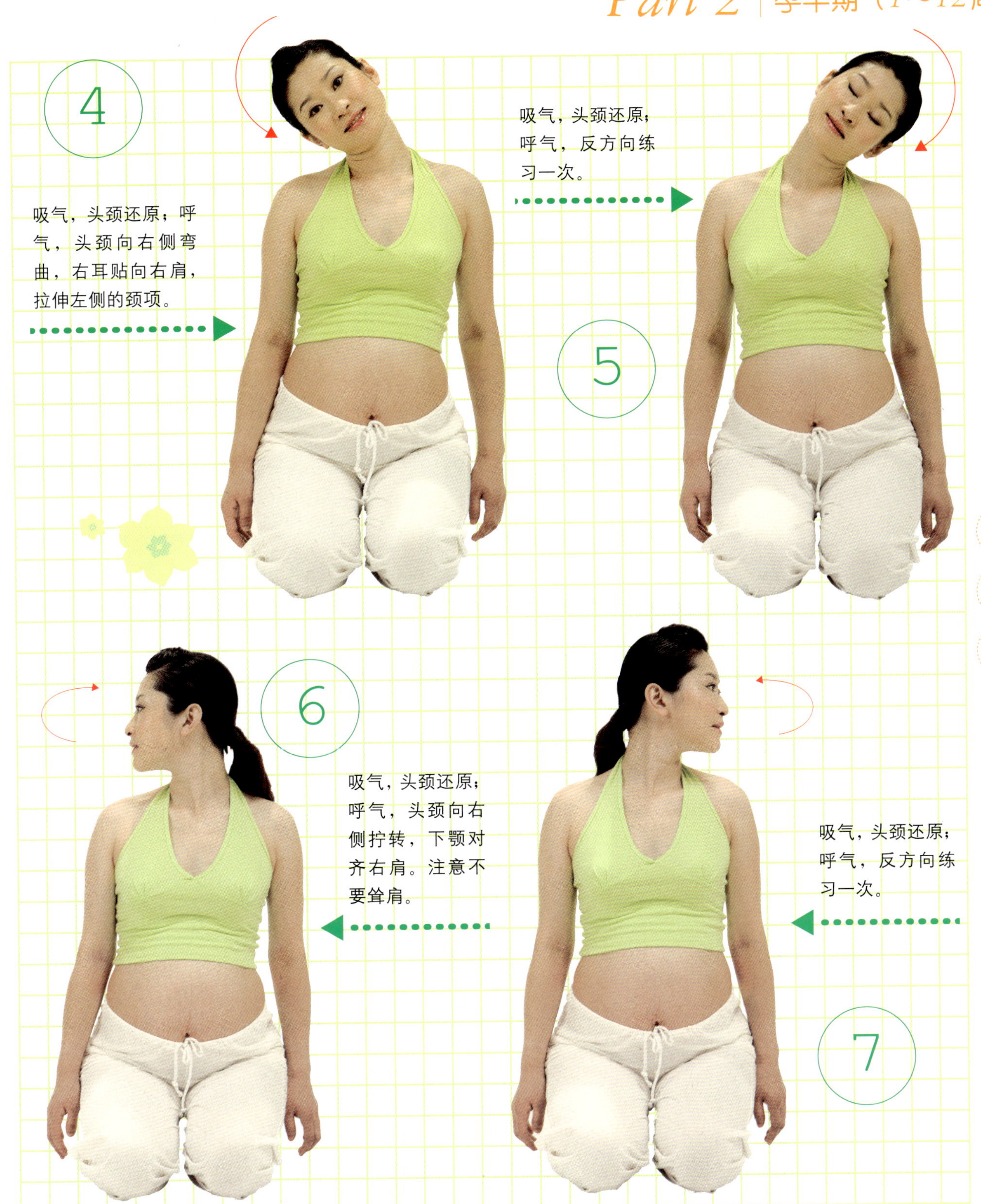
4
吸气，头颈还原；呼气，头颈向右侧弯曲，右耳贴向右肩，拉伸左侧的颈项。
吸气，头颈还原；呼气，反方向练习一次。
5
6
吸气，头颈还原；呼气，头颈向右侧拧转，下颚对齐右肩。注意不要耸肩。
吸气，头颈还原；呼气，反方向练习一次。
7

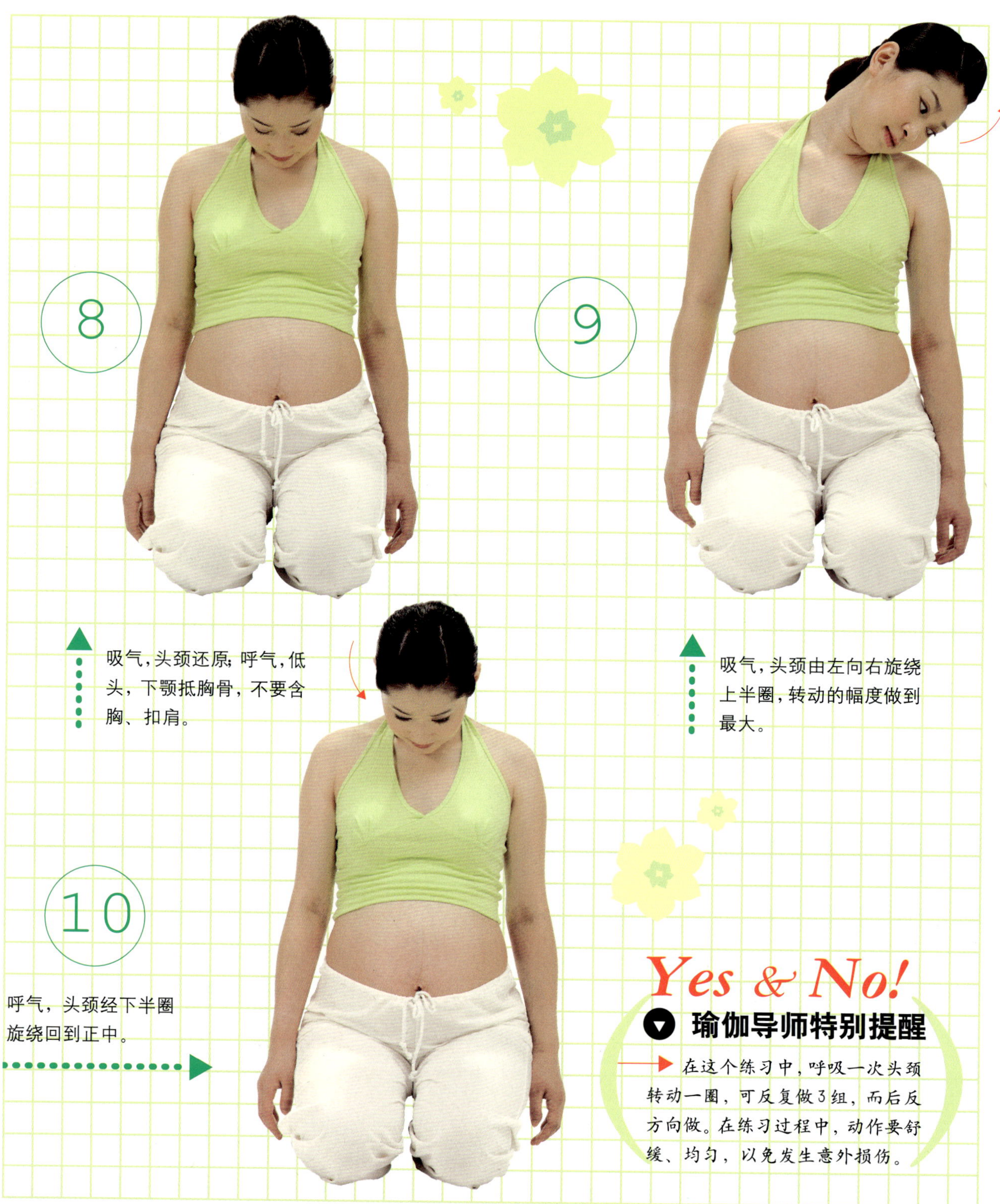

吸气，头颈还原；呼气，低头，下颚抵胸骨，不要含胸、扣肩。

吸气，头颈由左向右旋绕上半圈，转动的幅度做到最大。

呼气，头颈经下半圈旋绕回到正中。

Yes & No!

瑜伽导师特别提醒

在这个练习中，呼吸一次头颈转动一圈，可反复做3组，而后反方向做。在练习过程中，动作要舒缓、均匀，以免发生意外损伤。

缓解孕期焦虑的呼吸和意识

这些效果也值得期待

- 消除紧张感
- 放松骨盆底肌肉
- 使内心平静
- 提升意识力

难度指数：★☆☆☆☆　建议次数：10~20 组/次　5~7 次/周

如果没有呼吸和意识，那么体位只能是一种体育锻炼。自然的呼吸节奏能将感官和意识结合起来。这种简单的练习可以使你的身体和意识通过呼吸和手势连接起来。对于刚刚怀孕的准妈妈来说，有意识地控制呼吸并调整意识，能使你的心态变得更加平和，而且能有效地消除孕期焦虑等症状。

交换鼻孔呼吸法

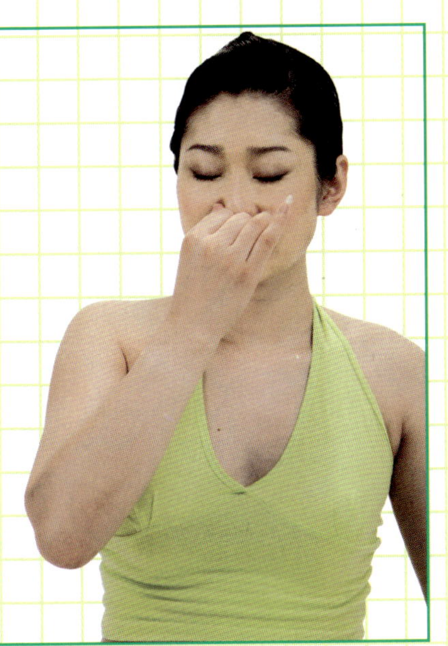

闭上双眼，先将右手中指和食指自然弯曲，用右手拇指压住右鼻孔，通过左鼻孔吸气。之后用无名指压住吸气的左鼻孔，松开拇指，用右鼻孔呼气，反复做几次。

What should do?

准爸爸别闲着

在准妈妈练习呼吸的时候，准爸爸可以为她加一条披肩，让她既可以感受到安全和舒适，也可以保暖，还能增进夫妻间的感情。

Notice!

孕妈咪注意

这种呼吸法适合准妈妈增加肺活量，但切勿练得过多。在练习的过程中，记住要使整个身体处于极度放松的状态，开始时呼吸可以快速，但也不要用力猛烈地练习。

生命之气

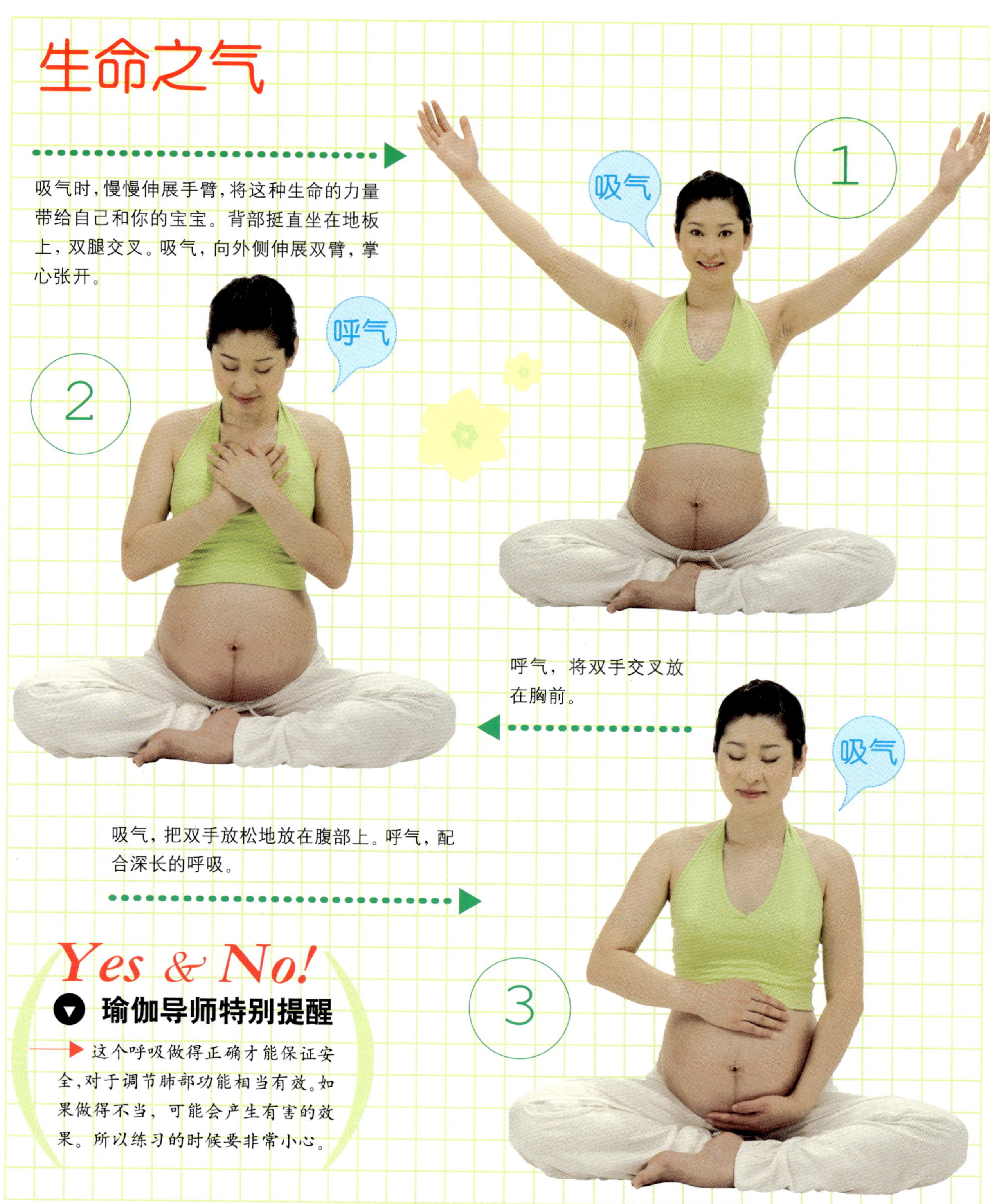

吸气时，慢慢伸展手臂，将这种生命的力量带给自己和你的宝宝。背部挺直坐在地板上，双腿交叉。吸气，向外侧伸展双臂，掌心张开。

呼气，将双手交叉放在胸前。

吸气，把双手放松地放在腹部上。呼气，配合深长的呼吸。

Yes & No!

瑜伽导师特别提醒

→这个呼吸做得正确才能保证安全，对于调节肺部功能相当有效。如果做得不当，可能会产生有害的效果。所以练习的时候要非常小心。

手印

手印就是一种手的姿势，表达你的意识和想法。

垂直轴线

坐在地板上，背部挺直。一只手放在头顶上，另一只手放在耻骨处，深长地呼吸4次，使呼吸的运行路线好像沿着双手的垂直轴线一样。

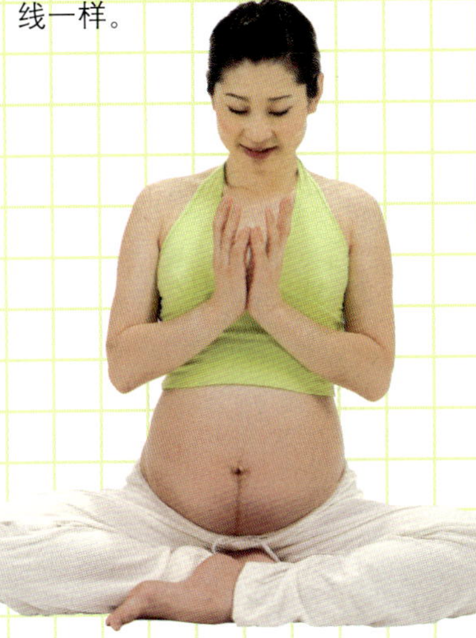

莲花手印

双手呈一个莲花的蓓蕾状，两手底端边缘贴合在一起，小指和大拇指贴合在一起，其余手指向外伸展，做4次深长的呼吸，然后放松。

按摩胎教法

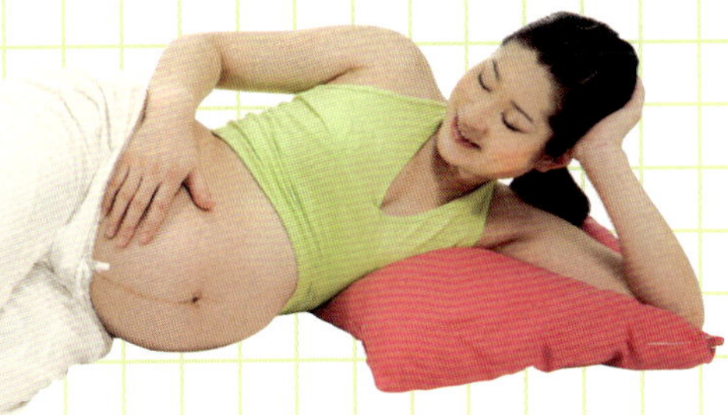

胎儿在孕早期的时候，已经有了吞吐羊水、眯眼、吮指头、握拳头、伸展四肢、转身、翻筋斗等丰富的活动。大约在16周以后，孕妇就可以感到胎动。在这个时候，可以经常抚摸胎儿，再配合瑜伽特有的呼吸，效果会更好。

现代医学研究表明，胎儿在子宫内的活动差异能预示出生后活动能力的强弱，在正常情况下，胎儿时期活动能力强的婴儿，出生6个月以后，要比胎儿时期活动能力差的婴儿动作发展更快些。

按摩时，孕妇选择一个自己感觉舒适的姿势躺在地板上，全身尽量放松，在腹部松弛的情况下来回抚摸胎儿，具体做法是用一根手指轻轻按一下再抬起。等胎儿对妈妈的手法熟悉一段时间后，只要一按压抚摸，胎儿就会主动迎合。

Notice!

孕妈咪注意

刚开始按摩时，有的胎儿能立即作出回应，有的则要过一段时间才有反应。如果此时胎儿不高兴，他会用力挣脱或蹬腿以示抗议，遇到这种情况应马上停止按摩。

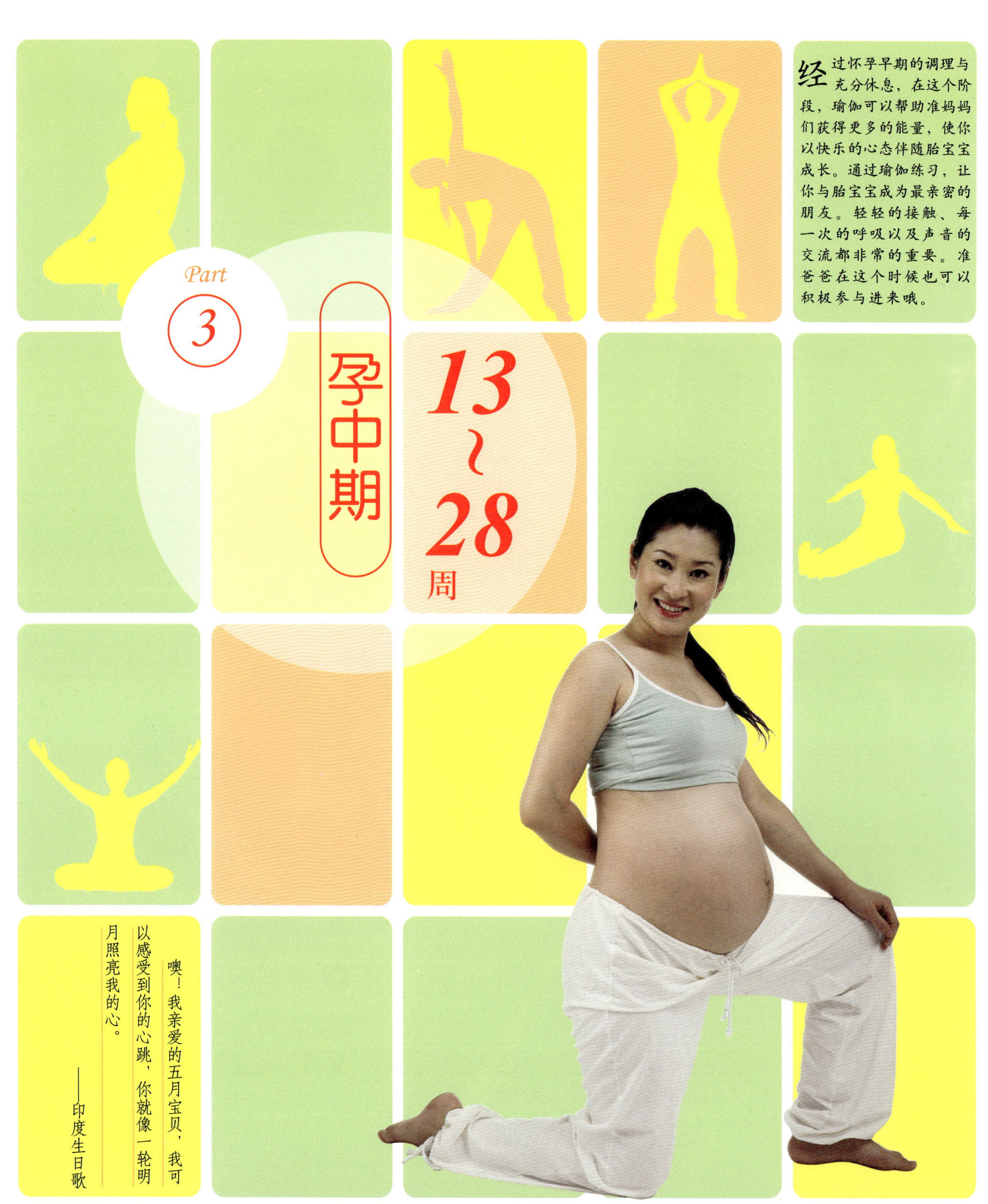

Part 3

孕中期 13~28周

经过怀孕早期的调理与充分休息，在这个阶段，瑜伽可以帮助准妈妈们获得更多的能量，使你以快乐的心态伴随胎宝宝成长。通过瑜伽练习，让你与胎宝宝成为最亲密的朋友。轻轻的接触、每一次的呼吸以及声音的交流都非常的重要。准爸爸在这个时候也可以积极参与进来哦。

噢！我亲爱的五月宝贝，我可以感受到你的心跳，你就像一轮明月照亮我的心。

——印度生日歌

课前必读

孕中期准妈妈的生理特点

第4个月（13～16周）

这时候子宫已经长到小孩头部一样大，所以准妈妈的腹部开始显形。准妈妈会明显地感觉到乳房增大，白带以及尿频现象依然持续存在。

第5个月（17～20周）

子宫的增大使准妈妈的下腹愈发隆起，子宫底的高度与肚脐平齐，乳房、臀部增大丰满，皮下脂肪增厚，体重增加。面部、乳晕、外阴部的色素继续沉积。

第6个月（21～24周）

子宫底的高度约在耻骨联合上方18～20厘米处。由于子宫压迫下腔静脉，使盆腔及下肢血管内的血液淤积，很可能会造成准妈妈下肢浮肿，也可能造成静脉曲张。

第7个月（25～28周）

子宫增大使子宫底的高度可达脐上三横指，若从耻骨联合上缘测量其高度（宫高）为21～24厘米。大约有70%的准妈妈腹部、臀部、大腿及乳房皮肤会出现妊娠纹。

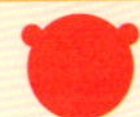

孕中期胎宝宝的生理特点

第4个月（13～16周）

本月末，胎宝宝的身长16厘米左右，体重约150克。这时可以在准妈妈的腹部听到宝宝的心跳，而且他在羊膜腔中能够做一些动作。此时，胎盘发育完成。

第5个月（17～20周）

胎宝宝此时身长25厘米左右，体重约300克。全身皮肤由透明深红色变为不太透明的红色，头上长出了少量的头发。味觉进一步发育，能尝出一些味道了。

第6个月（21～24周）

6个月的胎宝宝身长30厘米左右，体重约700克。皮肤出现皱纹，皮下脂肪开始沉积。能够咳嗽、打嗝、皱眉、眯眼，并能吞咽羊水，再通过小便排在羊膜腔中。

第7个月（25～28周）

这一时期胎宝宝身长约37厘米，体重1000克左右。皮肤呈粉红色，有皱纹。女孩阴唇已发育，男孩睾丸开始下垂。视网膜层完全形成，能够区分光亮与黑暗。

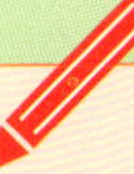

孕中期生活指南

1 孕妇要根据医生的要求，定期到产科门诊进行产前检查，并作各种化验以观察孕妇本身的情况和可能给胎儿带来危害的因素。

2 妊娠中期以后，孕妇早孕反应逐渐减轻以至消失，食欲增强，胎儿生长发育也在加快，因此，均衡摄取各种营养物质很重要。蛋白质、糖类、脂肪酸是构成生命的三大要素，所有这些都应合理摄取。

3 动作应小心，做事要量力。

4 孕妇可适当活动，这有利于增强体力，为分娩做准备。

5 从妊娠中期以后，还要注意乳房护理、乳头保养，为产后哺喂婴儿做好准备。此时要配戴合适的乳罩，这样既不会对乳房造成压迫，又能支托乳房避免其下垂。

孕中期体位法练习

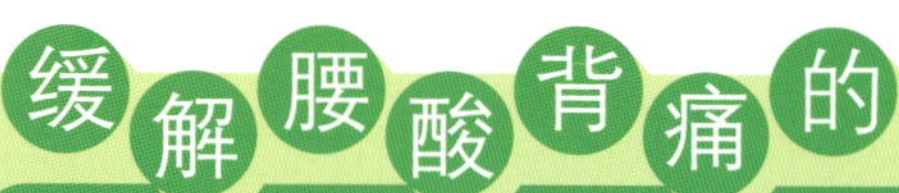

脊柱练习

这些效果也值得期待

- 缓解腹部压力
- 纠正孕期脊柱不良姿势
- 缓解疲劳
- 预防腰痛
- 拉伸背部肌肉

难度指数： ★☆☆☆☆　**建议次数：** 3~5 组/次 3~4 次/周

在孕育宝宝的过程中，增长的腹部会不可避免地影响孕妇的脊柱形态。脊柱的“S”形曲线也会变得越来越严重，这种姿势很容易导致腰酸背痛，也容易疲劳，所以保持正确的姿势是相当重要的。在这组姿势里，以山式站立为基础，可以使你更快、更容易地使脊柱保持在一条直线上。

1

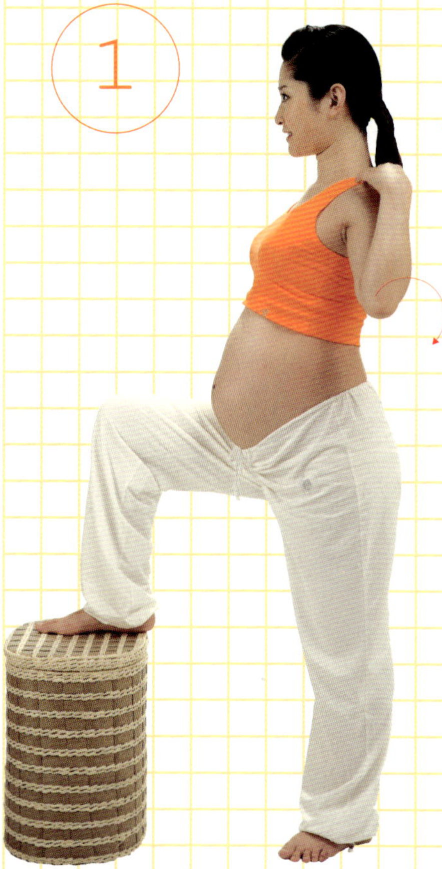

以山式站立并将脊柱伸直。把右脚放在一个矮凳上，稍微弯曲左膝盖，将双手放在肩膀上，保持肘部和肩部在同一条直线上，将肘部向后旋转4圈，平稳地呼吸。

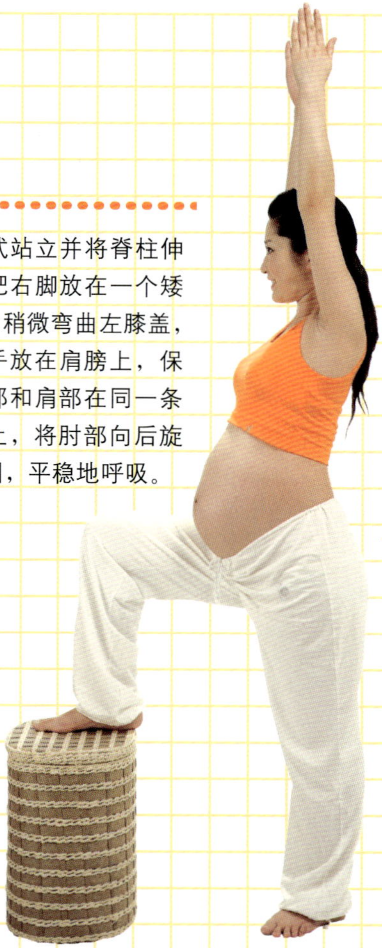

2

保持头部直立，将手臂抬起并举过头顶，将双手五指并拢。如果能舒适地保持这个姿势，停留4次完整的呼吸。然后按照步骤1～2的顺序做反方向练习。

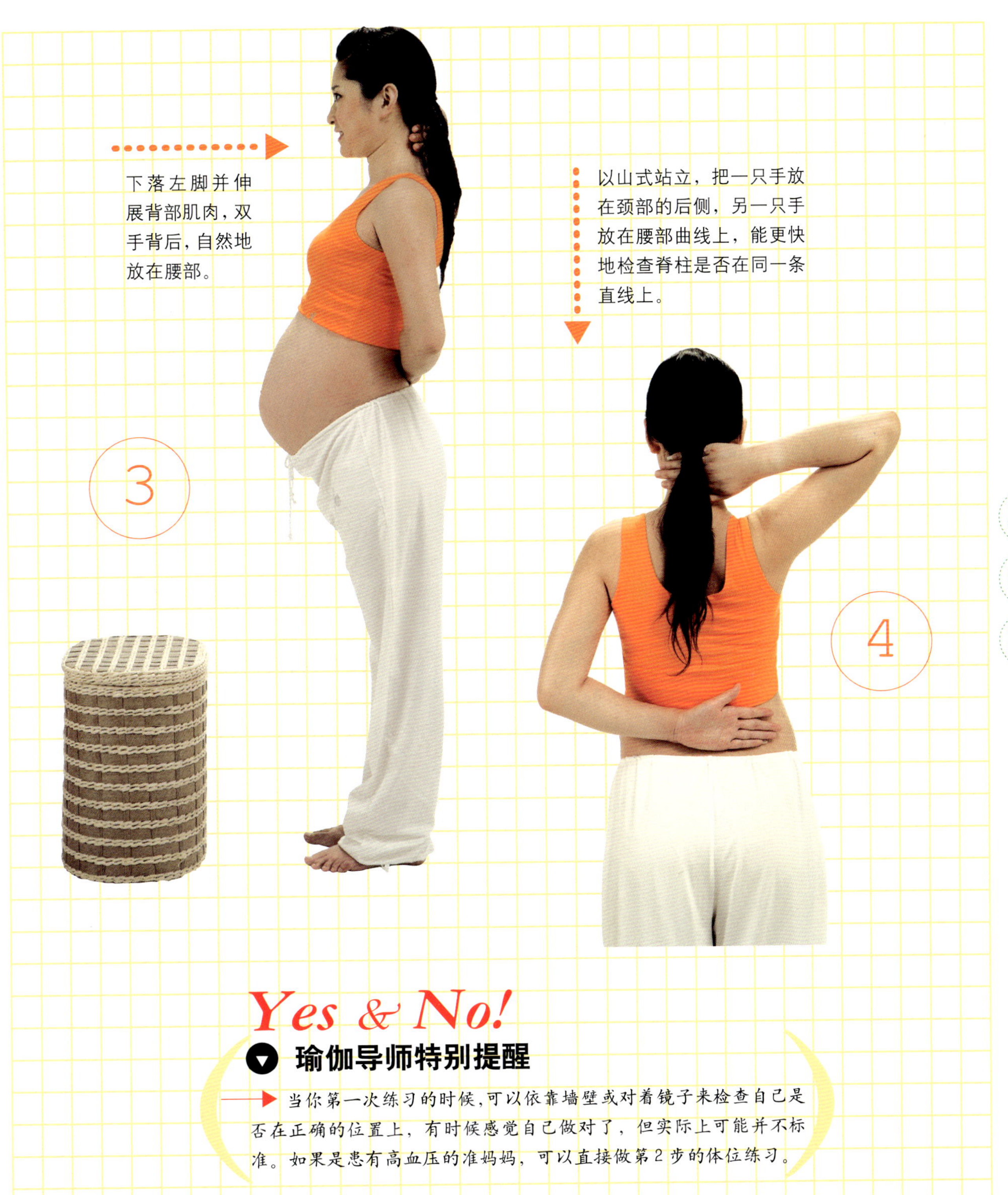

3

下落左脚并伸展背部肌肉，双手背后，自然地放在腰部。

4

以山式站立，把一只手放在颈部的后侧，另一只手放在腰部曲线上，能更快地检查脊柱是否在同一条直线上。

Yes & No!

瑜伽导师特别提醒

当你第一次练习的时候，可以依靠墙壁或对着镜子来检查自己是否在正确的位置上，有时候感觉自己做对了，但实际上可能并不标准。如果是患有高血压的准妈妈，可以直接做第2步的体位练习。

缓解下背疼痛的 站立扭转式

这些效果也值得期待

- 伸展脊柱
- 稳固骨盆
- 强化肾脏
- 强健腹部肌肉
- 增强心肺功能

难度指数： ★★☆☆☆　　**建议次数：** 2~5 组/次　3~4 次/周

孕中期的准妈妈由于韧带松弛，肚子越来越大，压力慢慢扩展到了背部，引起背部的紧张。除了要有足够的休息外，练习这个站立扭转式也能有效地缓解下背疼痛。此姿势锻炼从臀部到肩部的所有肌肉，缓解了下背部的压力，同时还能舒缓情绪。通过这个姿势的练习，你能用不同的方式获得能量，激活呼吸、身体和心灵。

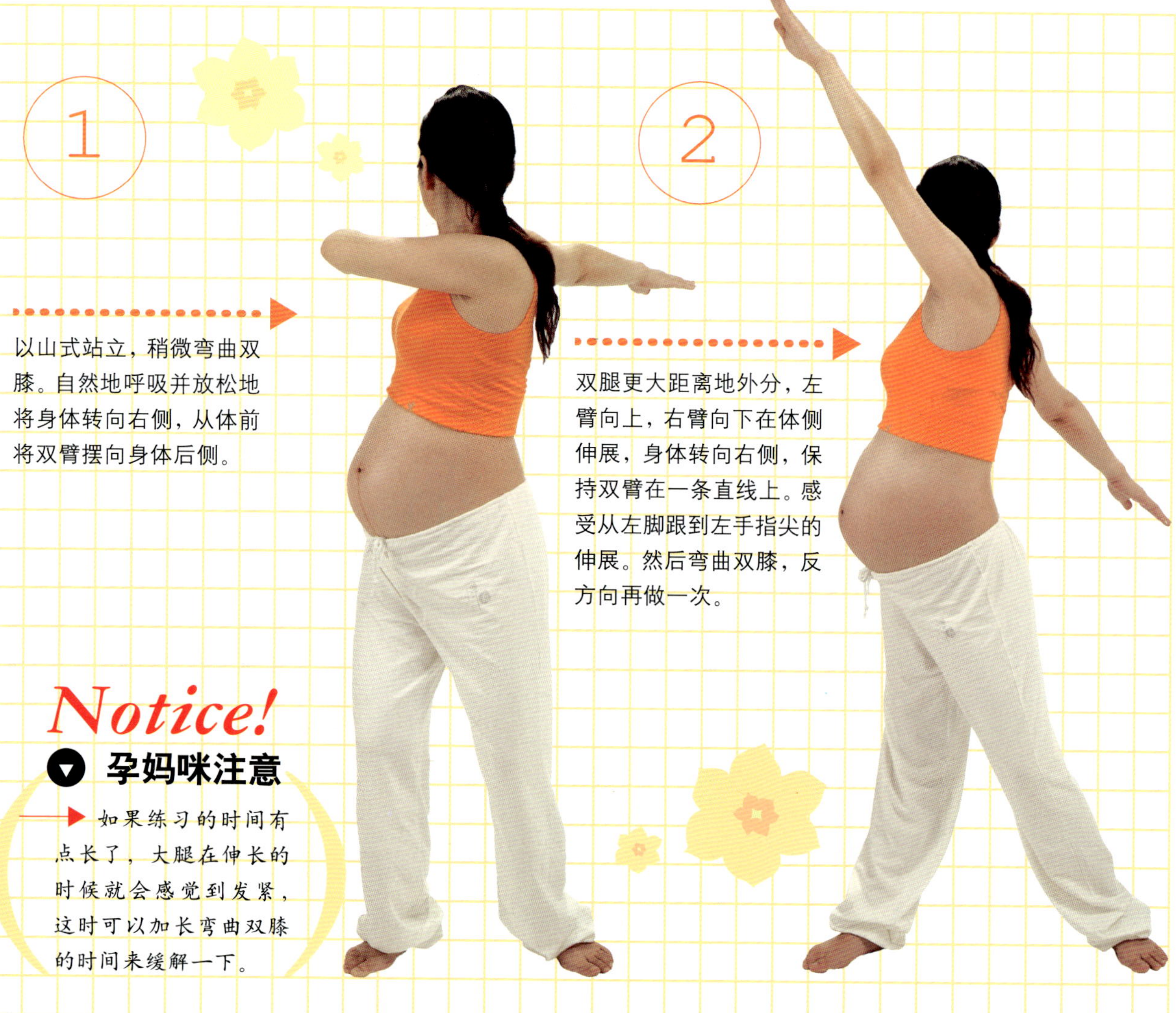

1 以山式站立，稍微弯曲双膝。自然地呼吸并放松地将身体转向右侧，从体前将双臂摆向身体后侧。

2 双腿更大距离地外分，左臂向上，右臂向下在体侧伸展，身体转向右侧，保持双臂在一条直线上。感受从左脚跟到左手指尖的伸展。然后弯曲双膝，反方向再做一次。

Notice!

孕妈咪注意

如果练习的时间有点长了，大腿在伸长的时候就会感觉到发紧，这时可以加长弯曲双膝的时间来缓解一下。

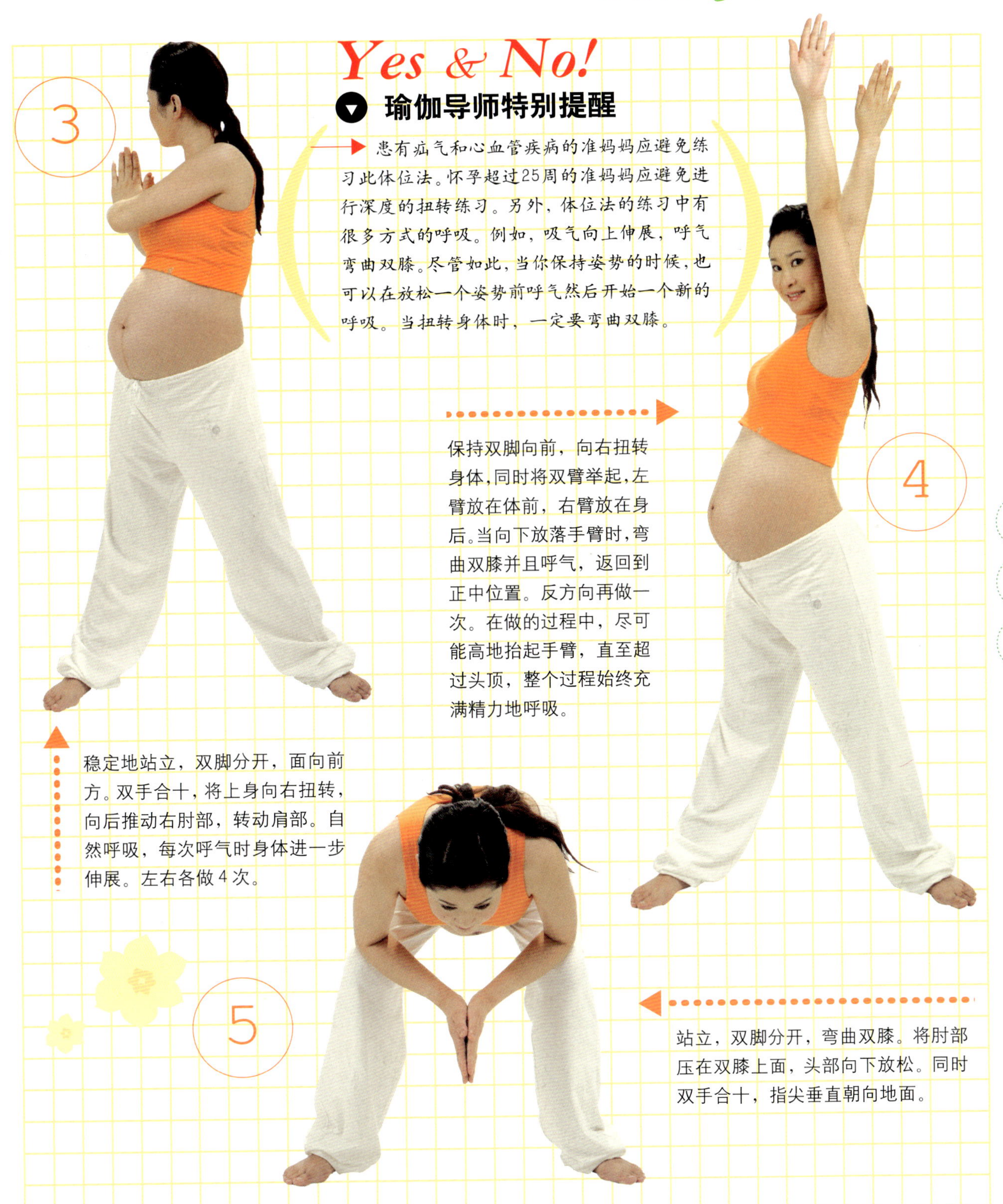

Yes & No!

瑜伽导师特别提醒

患有疝气和心血管疾病的准妈妈应避免练习此体位法。怀孕超过25周的准妈妈应避免进行深度的扭转练习。另外，体位法的练习中有很多方式的呼吸。例如，吸气向上伸展，呼气弯曲双膝。尽管如此，当你保持姿势的时候，也可以在放松一个姿势前呼气然后开始一个新的呼吸。当扭转身体时，一定要弯曲双膝。

稳定地站立，双脚分开，面向前方。双手合十，将上身向右扭转，向后推动右肘部，转动肩部。自然呼吸，每次呼气时身体进一步伸展。左右各做4次。

保持双脚向前，向右扭转身体，同时将双臂举起，左臂放在体前，右臂放在身后。当向下放落手臂时，弯曲双膝并且呼气，返回到正中位置。反方向再做一次。在做的过程中，尽可能高地抬起手臂，直至超过头顶，整个过程始终充满精力地呼吸。

站立，双脚分开，弯曲双膝。将肘部压在双膝上面，头部向下放松。同时双手合十，指尖垂直朝向地面。

缓解腿部水肿的

简易战士式

这些效果也值得期待

- 扩展胸部
- 缓解肩部僵硬
- 加强内脏器官
- 强健脚踝

难度指数：★★★☆☆　**建议次数：**1~3 组/次　2~4 次/周

这个练习由两个经典瑜伽姿势组成，对孕妇双腿、背部和腹部都很有好处。它使大小腿肌肉变得更加柔韧，并能有效缓解腿部水肿，有助于增加力量，战士式有很多传统精神可以传递给准妈妈们。为了能从这个姿势上得到更多的益处，同时又能保障准妈妈们不感到骨盆韧带的疲劳，可以使用椅子来支撑身体，这样会使你更加放松地进行呼吸。

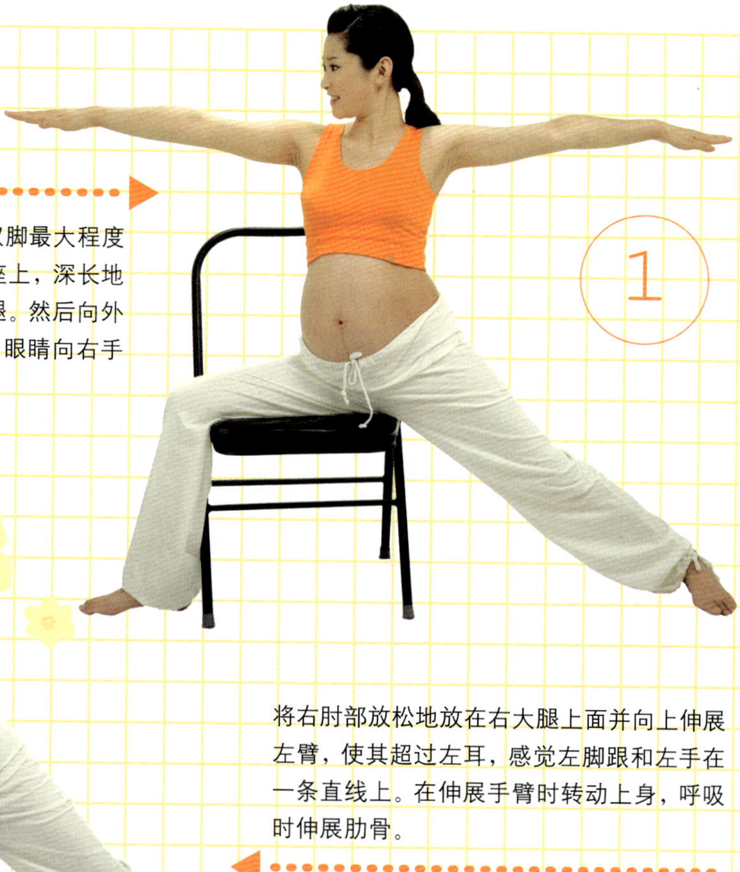

1 坐在椅子上，双膝外分并且将双脚最大程度地打开。将双手放松地放在椅座上，深长地呼吸。向右转动身体并伸直左腿。然后向外伸展双臂，使双臂平行于地面，眼睛向右手看，保持3次完整的呼吸。

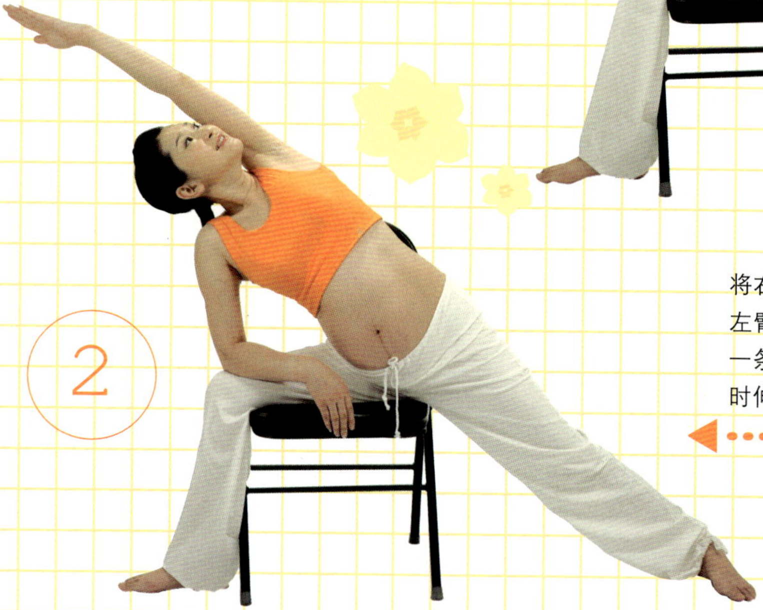

2 将右肘部放松地放在右大腿上面并向上伸展左臂，使其超过左耳，感觉左脚跟和左手在一条直线上。在伸展手臂时转动上身，呼吸时伸展肋骨。

3

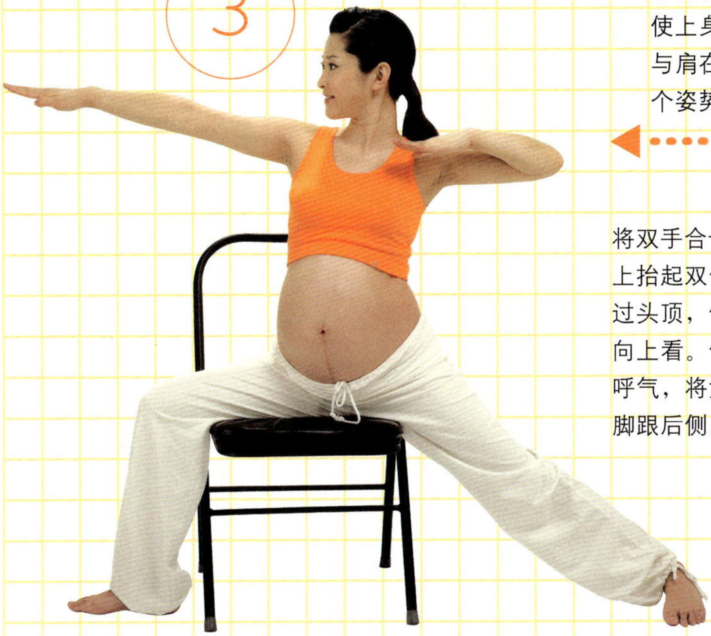

下身保持与刚才相同的宽度，向上移动身体使上身垂直于地面。向左侧拉动左肘部使其与肩在一条直线上，向外伸展右臂，保持这个姿势完成3次完整的呼吸。

将双手合十。吸气，向上抬起双臂使它们超过头顶，伸直肘部并向上看。伸展手臂时呼气，将意识集中在脚跟后侧。

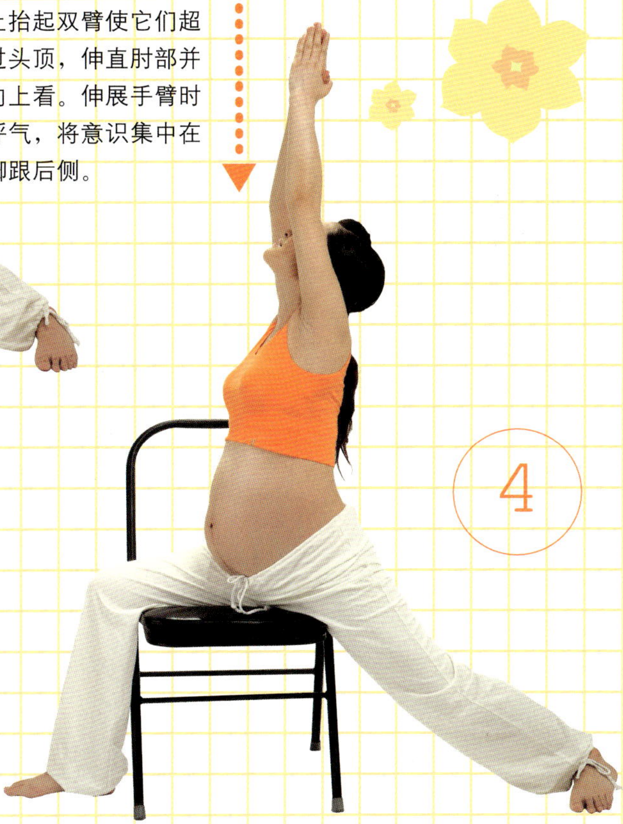

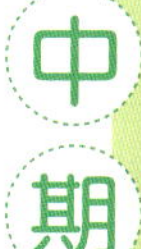

4

放下双手，在胸前合十呈祈祷式。平稳地呼吸，感受身体获得了新的能量。反方向再做一次。

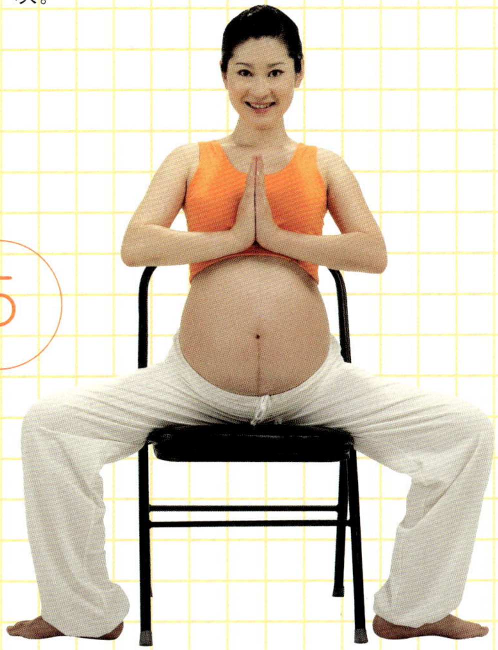

5

Yes & No!

瑜伽导师特别提醒

为了保证安全，在做这个姿势时最好使用一把结实的椅子，有必要的话可以将椅子贴近墙壁。小心地在椅子边缘做练习，使腿部后侧有力，增加稳定性。

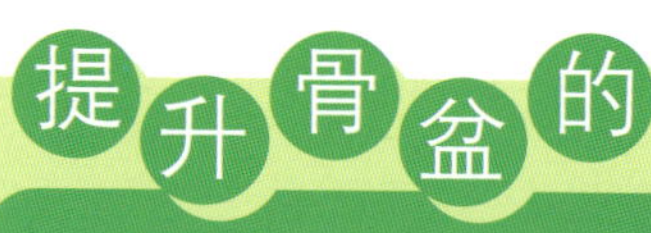

提升骨盆的

树式

这些效果也值得期待

- 舒活髋关节
- 强健腿部肌肉
- 改善人体平衡力
- 增强两踝

难度指数：★★★☆☆　建议次数：1~3 组/次　3~4 次/周

这个漂亮的姿势是瑜伽练习里增强平衡能力的姿势之一，会使你在呼吸时寻找身体的平衡感。通过练习，你还能感受到身体和内心的平和。无论你是否是瑜伽初学者，这个体位都能够起到收紧腿部肌肉并将骨盆向上提升的作用。让胎宝宝伴随着你一起调节重心、不断成长吧。注意，练习时意识力应放在身体的平衡感和身体积极向上的伸展上。

孕中期

1 将左膝放松地放在椅子上，双手合十，在胸前呈祈祷式，保持脊柱在一条直线上，自然地呼吸。

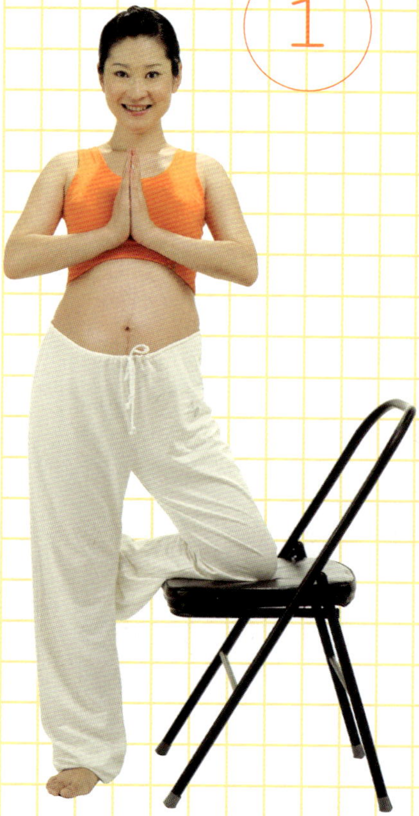

2 将左脚放在椅子上，配合深长的腹式呼吸，左手自然地放于腹部，抬起右臂向上伸展，眼睛向右手指尖的方向看。

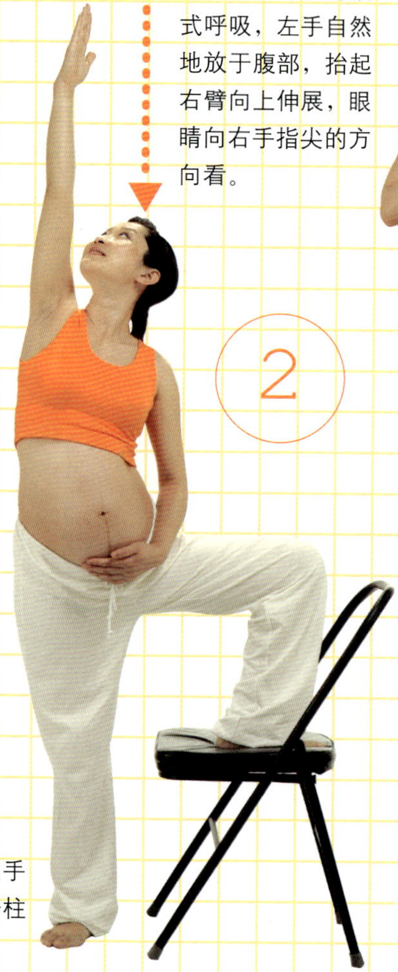

3 呼气，将左脚放在右腿膝盖内侧靠上的位置。双手合十呈祈祷式。凝视前方，深长地呼吸，感受身体内在的平衡。

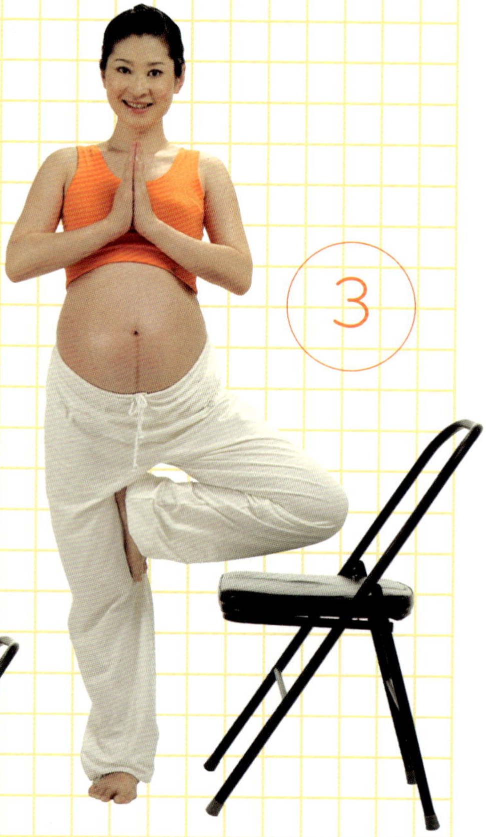

4

一旦你得到了稳定，将左脚上提放到右大腿内侧，并且张开双臂，双手掌心向上，在抬升的膝盖处调节重心。

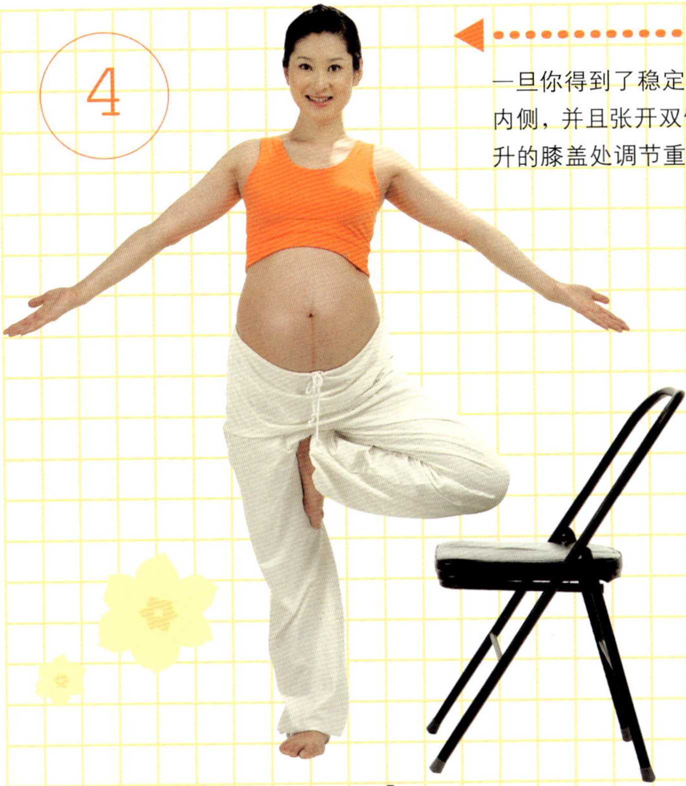

5

保持平衡后，抬起手臂向上使其超过头部，双手合十呈祈祷式，两大臂压向耳朵。当你身体保持平衡后，尝试伸直肘部，保持3次呼吸。向下放松双臂并放松双腿。

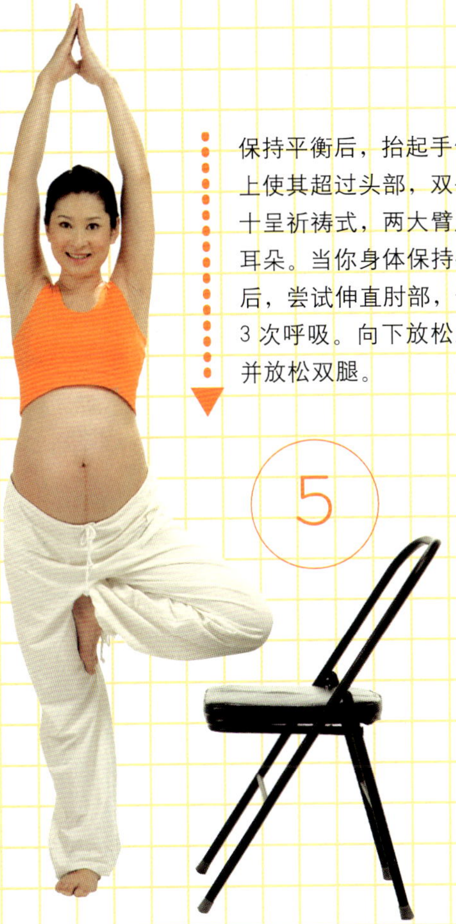

6

回到双脚分开的山式，弯曲双膝。掌心向下，放在大腿前侧。在呼气时，双手沿大腿向外移动，手形呈倒转的“V”字。反方向再做一次。

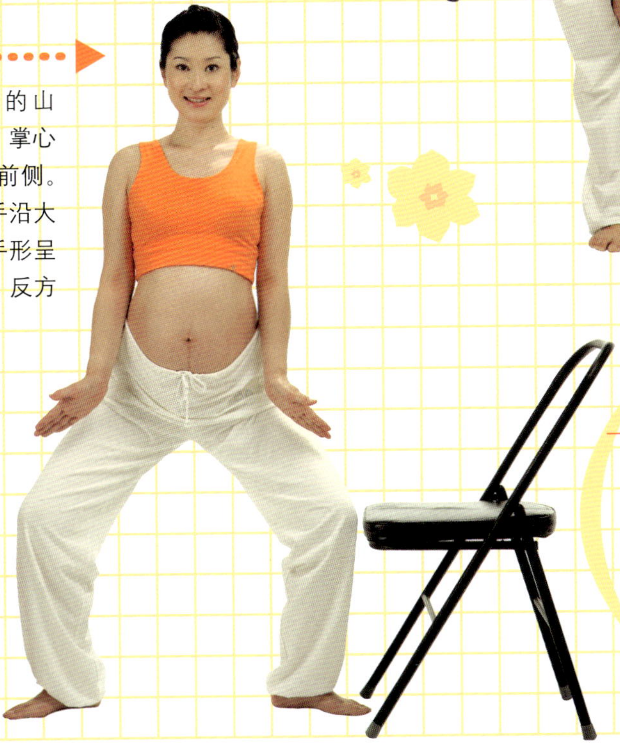

Yes & No!

瑜伽导师特别提醒

在保持第5步动作时，避免将过大的压力压向右腿的血管，保持这个姿势的时间最好不要超过30秒钟。如果是患有高血压的准妈妈，双臂举过头顶的时间最好不要超过一次呼吸。

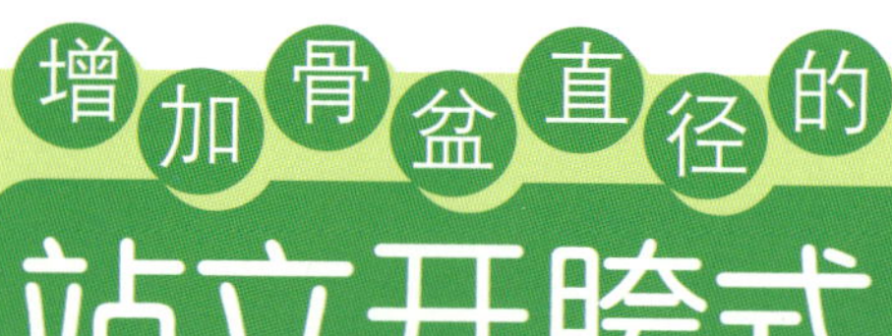

增加骨盆直径的站立开胯式

丽丽教练最爱的体式，大力推荐哟！

这些效果也值得期待

- 强健腰部肌肉
- 调节人体平衡能力
- 增加臀部肌肉的力量
- 增强髋关节

难度指数：★★★☆☆　建议次数：3~4 组/次　4~5 次/周

在孕期，骨盆关节的灵活、有力是十分重要的。练习站立开胯式能够促进身体器官的血液循环，尤其是子宫的血液循环。它们也能帮助准妈妈自然放松地协调身体，可以增加骨盆的直径，使胎宝宝放松地适应“头朝下”的姿势。

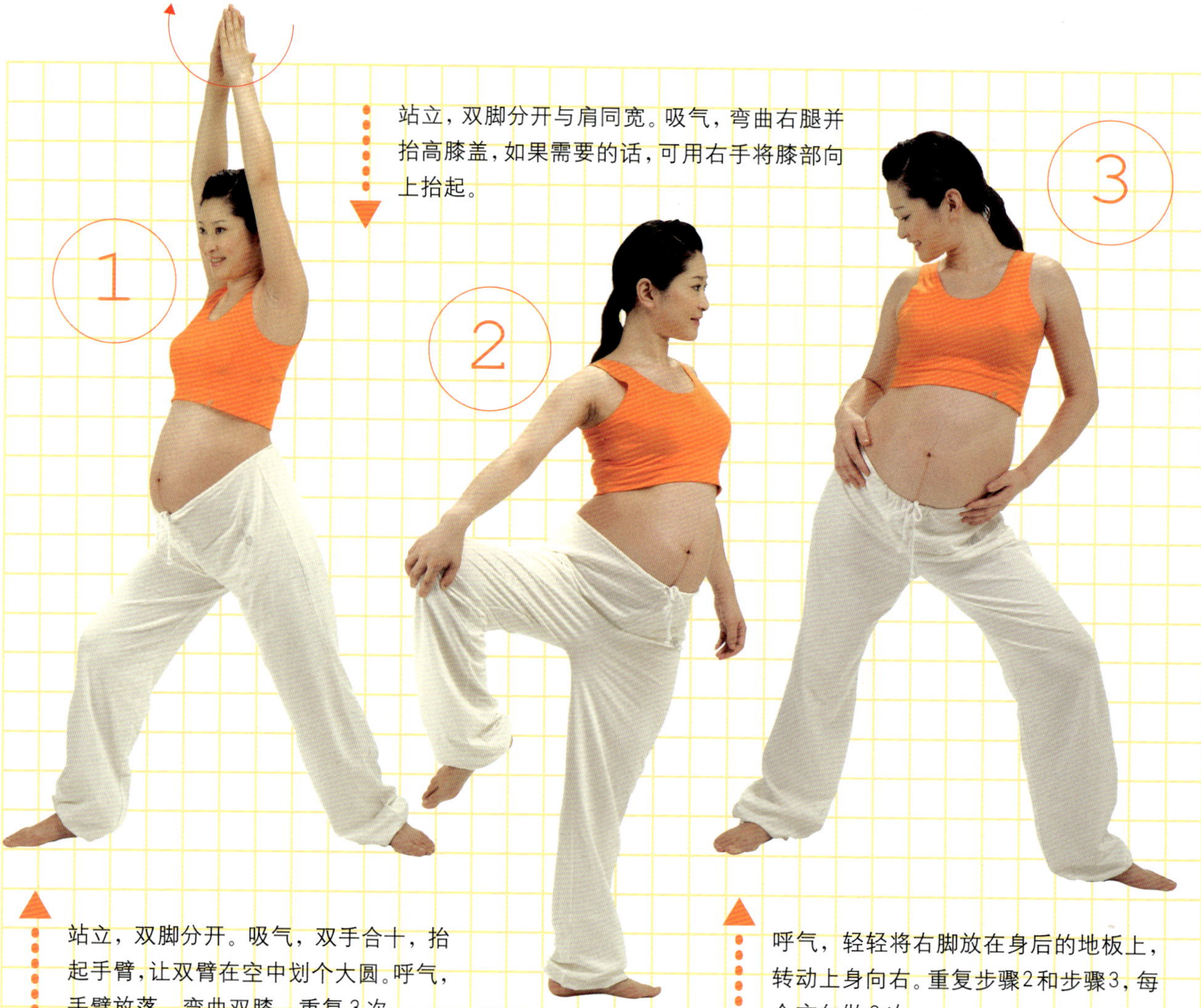

1 站立，双脚分开。吸气，双手合十，抬起手臂，让双臂在空中划个大圆。呼气，手臂放落，弯曲双膝。重复 3 次。

2 站立，双脚分开与肩同宽。吸气，弯曲右腿并抬高膝盖，如果需要的话，可用右手将膝部向上抬起。

3 呼气，轻轻将右脚放在身后的地板上，转动上身向右。重复步骤2和步骤3，每个方向做 3 次。

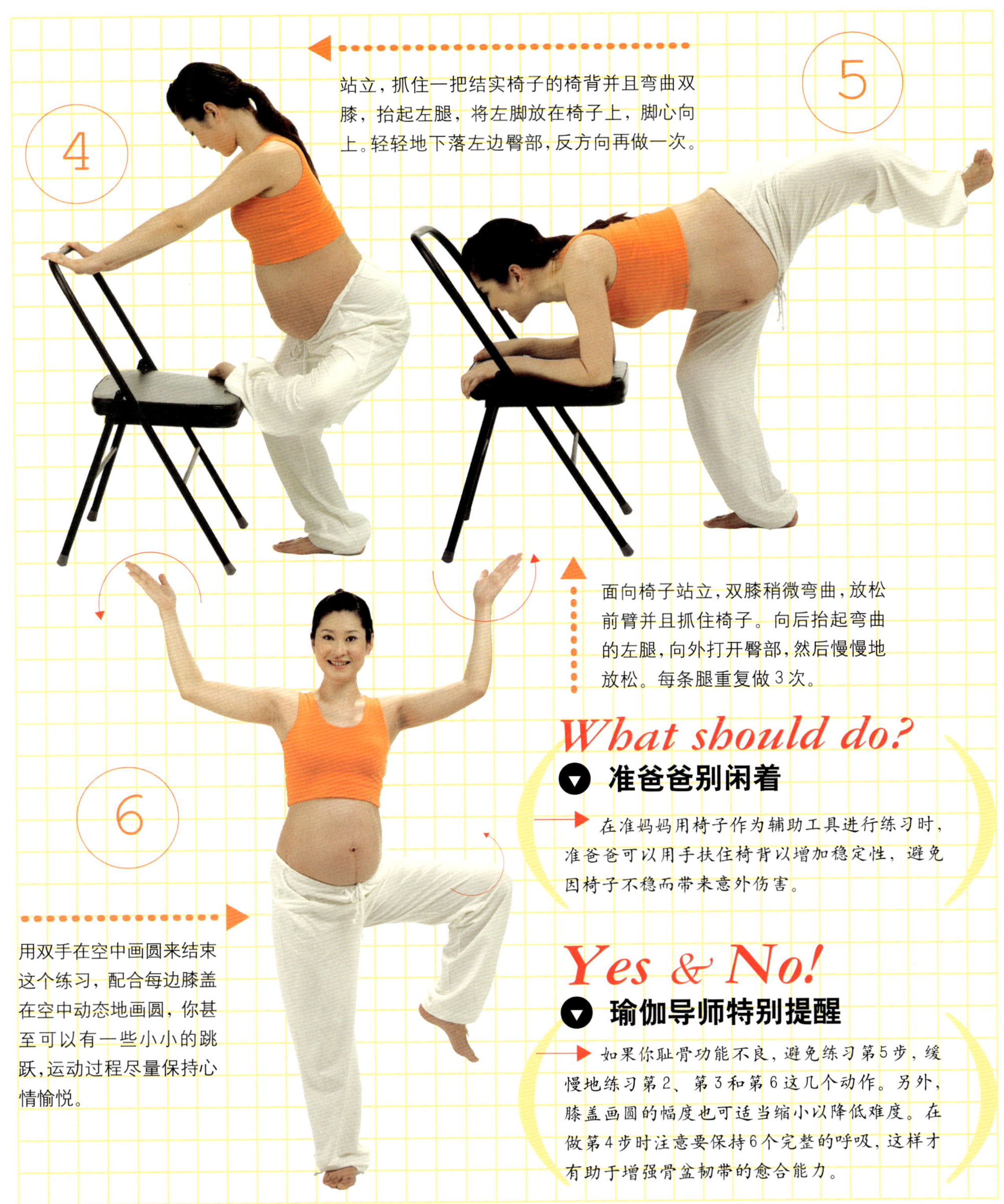

站立，抓住一把结实椅子的椅背并且弯曲双膝，抬起左腿，将左脚放在椅子上，脚心向上。轻轻地下落左边臀部，反方向再做一次。

面向椅子站立，双膝稍微弯曲，放松前臂并且抓住椅子。向后抬起弯曲的左腿，向外打开臀部，然后慢慢地放松。每条腿重复做3次。

用双手在空中画圆来结束这个练习，配合每边膝盖在空中动态地画圆，你甚至可以有一些小小的跳跃，运动过程尽量保持心情愉悦。

What should do?

准爸爸别闲着

在准妈妈用椅子作为辅助工具进行练习时，准爸爸可以用手扶住椅背以增加稳定性，避免因椅子不稳而带来意外伤害。

Yes & No!

瑜伽导师特别提醒

如果你耻骨功能不良，避免练习第5步，缓慢地练习第2、第3和第6这几个动作。另外，膝盖画圆的幅度也可适当缩小以降低难度。在做第4步时注意要保持6个完整的呼吸，这样才有助于增强骨盆韧带的愈合能力。

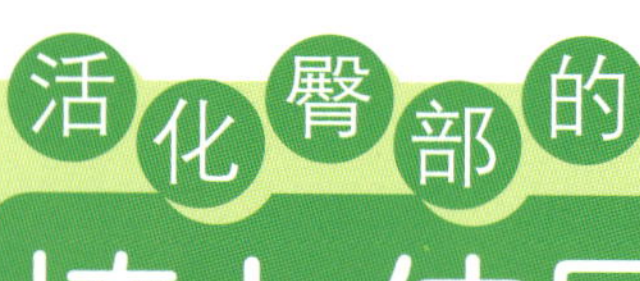

活化臀部的椅上伸展

这些效果也值得期待

- 伸展肩部肌肉
- 增加脊柱灵活性
- 调节身体和心灵
- 提升注意力

难度指数：★☆☆☆☆　建议次数：5~10组/次　5~6次/周

坐在椅子上伸展能够使准妈妈轻松地获得瑜伽坐姿的所有益处，只要你有时间，随时都可以去做。在椅上伸展练习会使准妈妈和正在成长的胎宝宝都充满活力。尝试每天都练习这个伸展，准妈妈将和宝宝将会连接得更紧密。

孕中期

坐位臀部滚动

面朝椅背跨坐在椅子上。用双手抓住椅背，缓慢地移动臀部，交替下压坐骨，保持平稳的呼吸，顺时针画圈，然后再逆时针画圈，反复几次。

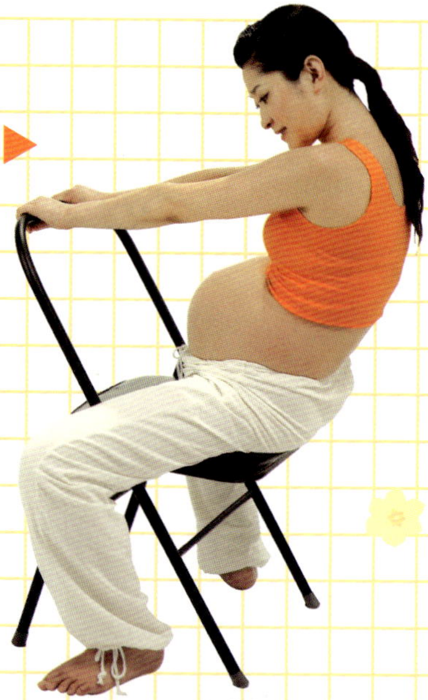

坐位太阳轮

1. 双手合十呈祈祷式放在胸前，指尖向下；放松肩部和颈部并深长地呼吸。

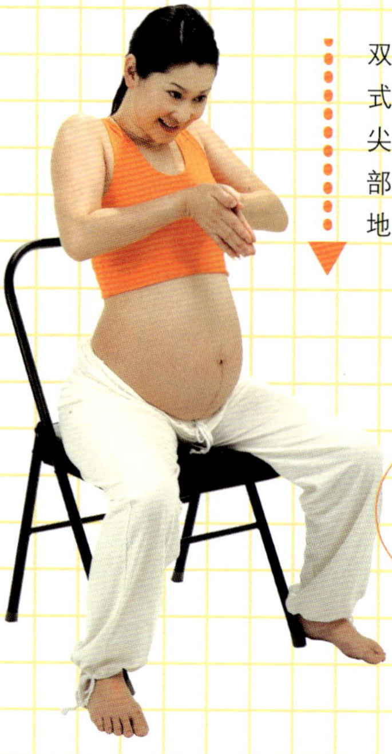

2. 呼气，身体前倾并向地板方向放低双臂。吸气，向外伸展手臂并画圆。

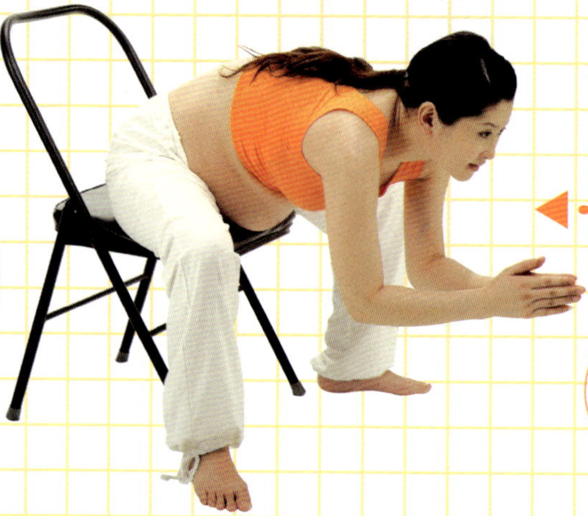

3

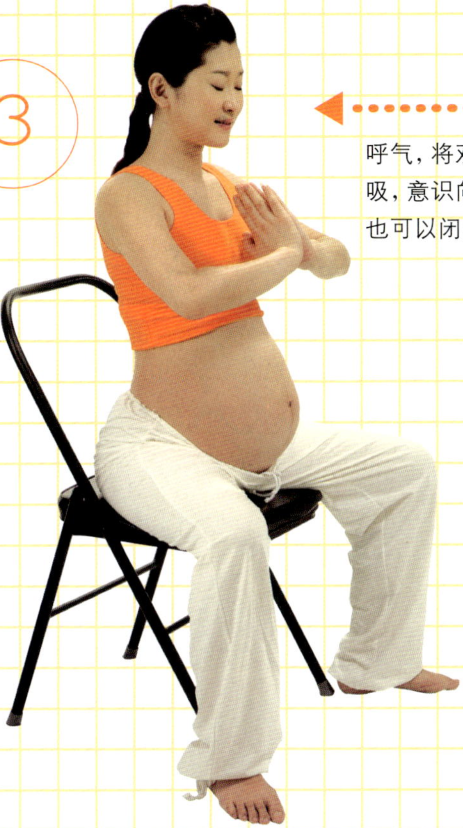

呼气，将双手还原到胸前。深长地呼吸，意识向内集中，如果感觉好的话也可以闭上眼睛做。

4

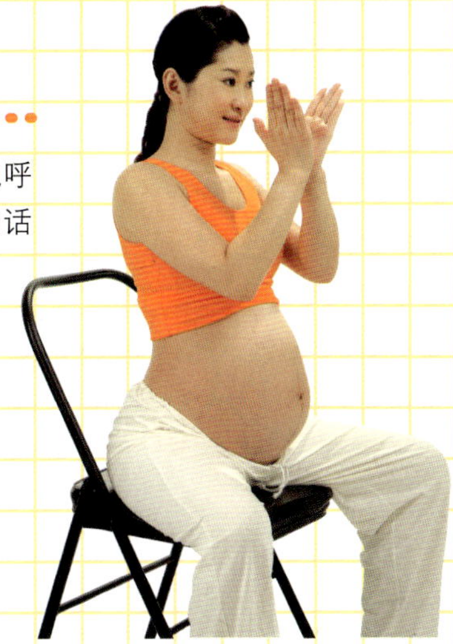

将双手放在脸部正前方，吸气，双手张开呈“V”字形，好像一朵盛开的花朵。

5

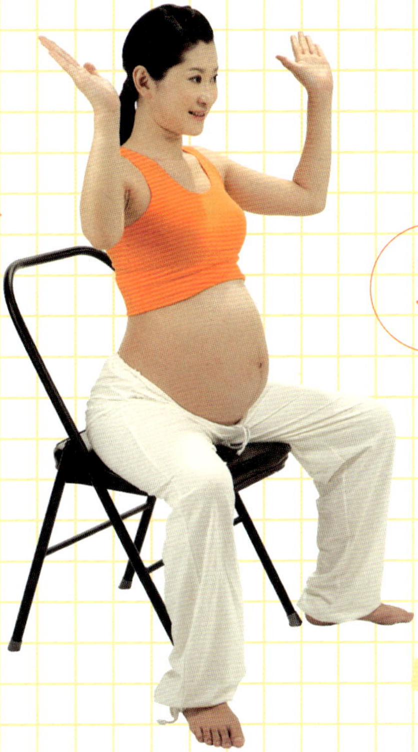

呼气，移动双手，掌心向上，分开肘部并打开胸腔。最后还原，放松双臂。

Yes & No!

瑜伽导师特别提醒

做身体前倾并向地板放低双肩的动作时，一定要缓慢地来做，不可急促，也不可太用力，以免大幅度下压动作对子宫产生过分压迫，给子宫带来意外的伤害。

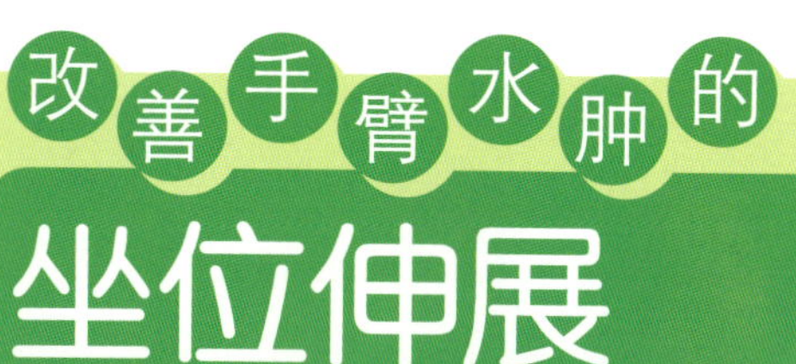

坐位伸展

这些效果也值得期待

- 增加肋骨空间
- 减轻腹部压力
- 美化手臂线条
- 预防胸部下垂

难度指数：★★☆☆☆　建议次数：1~3 组/次　3~4 次/周

柔软的臂部会使分娩更加轻松，坐姿对臂部关节的活动非常有益，地板承受了身体的重量，使臂部放松和移动起来更加容易。通过这个姿势的放松和伸展，你能在每次呼气中强健胸部肌肉，使其更好地支撑乳房。这组练习还能增加肋骨的空间，使胎宝宝更加舒适地伸展。练习中拉伸手臂，还能有效改善手臂水肿的症状。

1

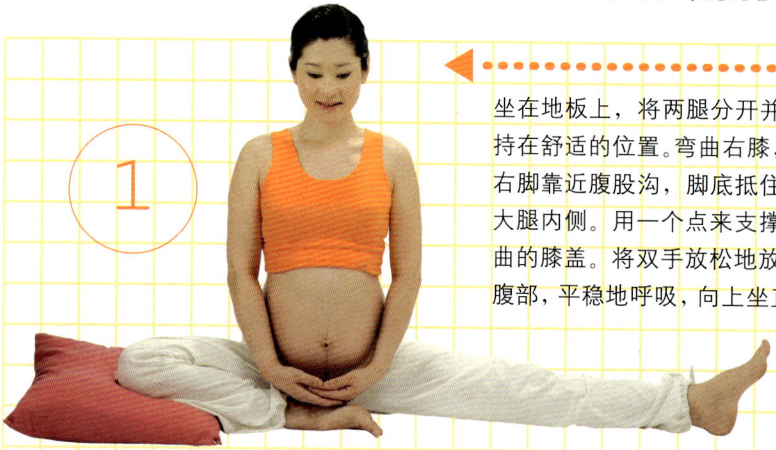

坐在地板上，将两腿分开并保持在舒适的位置。弯曲右膝，将右脚靠近腹股沟，脚底抵住左大腿内侧。用一个点来支撑弯曲的膝盖。将双手放松地放在腹部，平稳地呼吸，向上坐直。

2

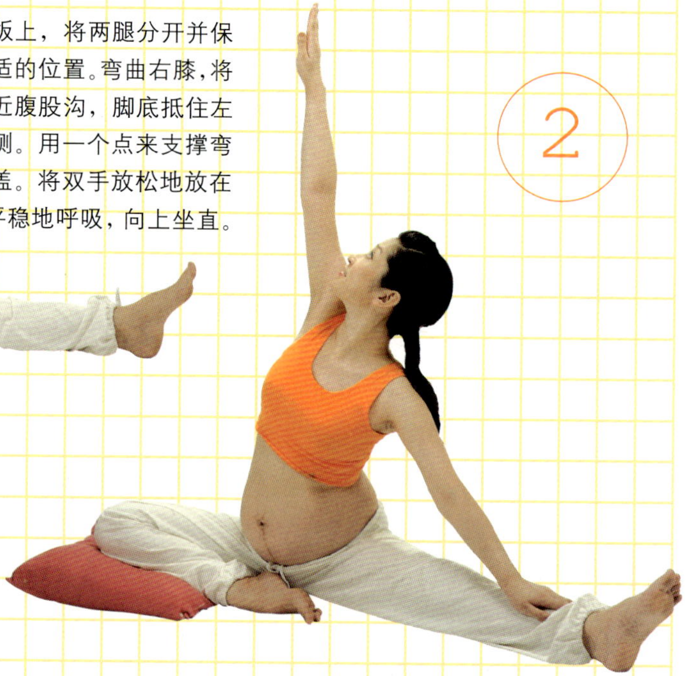

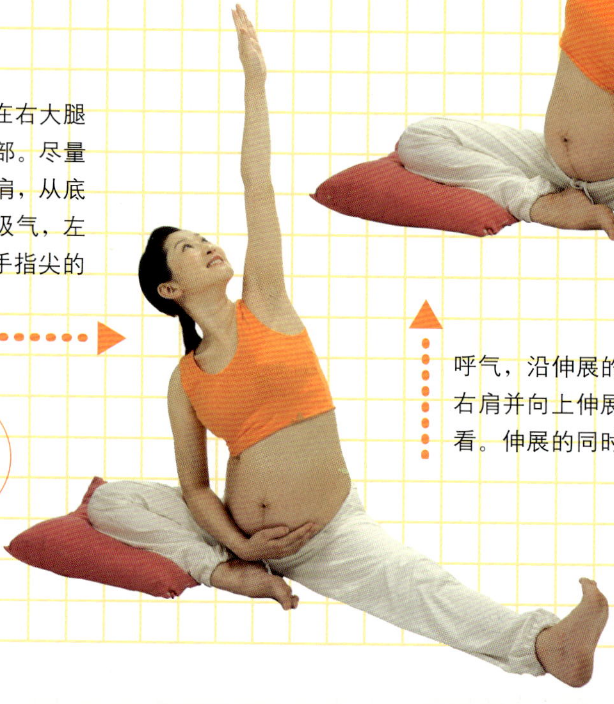

呼气，沿伸展的左腿伸展左臂，同时向后转动右肩并向上伸展右臂，眼睛向右手指尖的方向看。伸展的同时，肩部和颈部保持放松。

3

向右倾斜，把右肘部放在右大腿上侧，尽可能地靠近膝部。尽量放松手臂。向后转动左肩，从底端开始向后转动脊柱。吸气，左手向上伸展，眼睛向左手指尖的方向看。

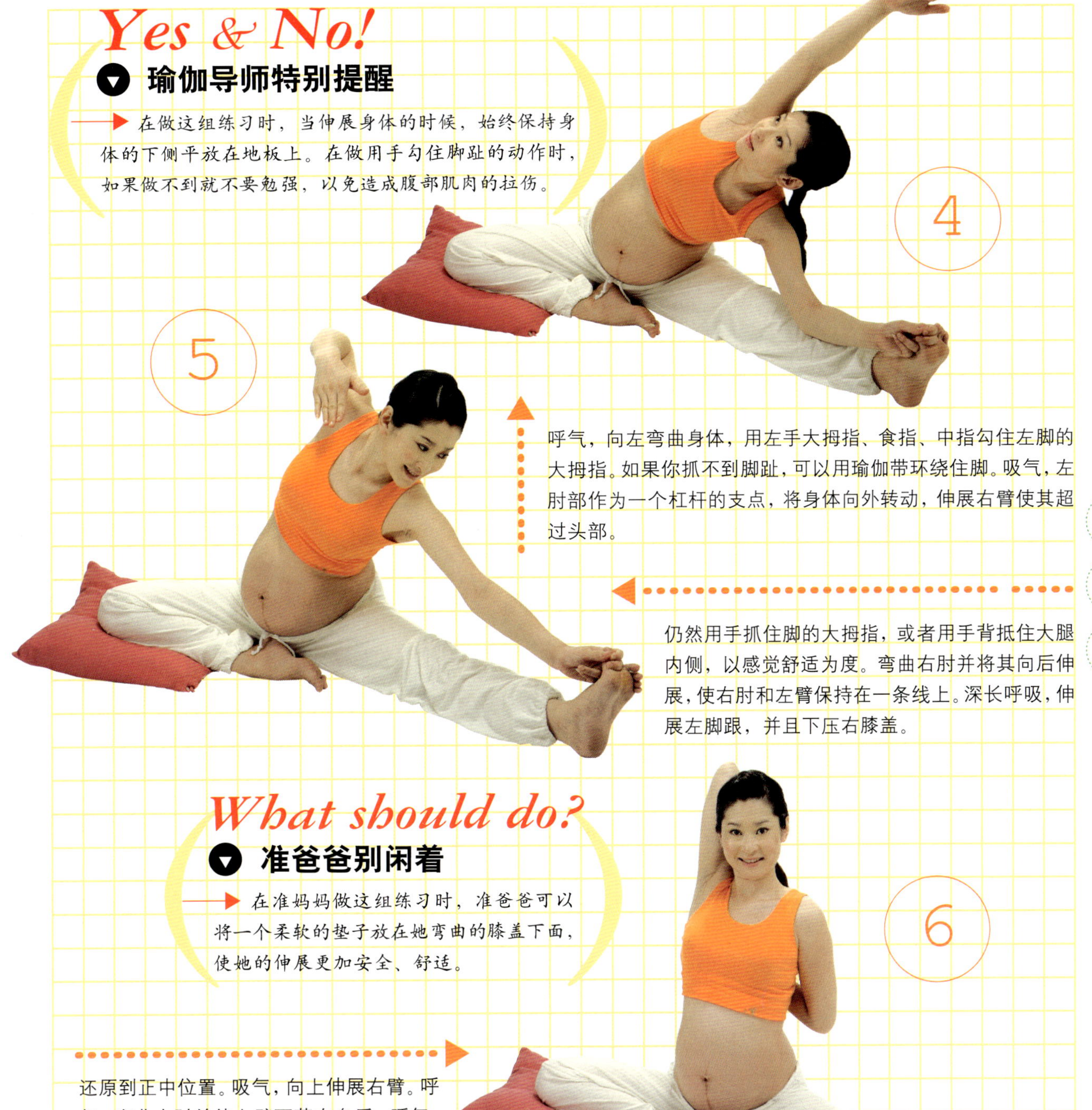

Yes & No!

瑜伽导师特别提醒

在做这组练习时，当伸展身体的时候，始终保持身体的下侧平放在地板上。在做用手勾住脚趾的动作时，如果做不到就不要勉强，以免造成腹部肌肉的拉伤。

呼气，向左弯曲身体，用左手大拇指、食指、中指勾住左脚的大拇指。如果你抓不到脚趾，可以用瑜伽带环绕住脚。吸气，左肘部作为一个杠杆的支点，将身体向外转动，伸展右臂使其超过头部。

仍然用手抓住脚的大拇指，或者用手背抵住大腿内侧，以感觉舒适为度。弯曲右肘并将其向后伸展，使右肘和左臂保持在一条线上。深长呼吸，伸展左脚跟，并且下压右膝盖。

What should do?

准爸爸别闲着

在准妈妈做这组练习时，准爸爸可以将一个柔软的垫子放在她弯曲的膝盖下面，使她的伸展更加安全、舒适。

还原到正中位置。吸气，向上伸展右臂。呼气，弯曲右肘并使上臂下落在身后。呼气，如果双手手指能在身后触碰到一起，可以将它们勾在一起做进一步的伸展。然后反方向再做一次。

强健耻骨的

简易跪坐伸展

这些效果也值得期待

- 预防坐骨神经痛
- 加强耻骨肌肉
- 增加盆腔围度

难度指数：★★☆☆☆　　**建议次数：** 1~3 组/次　2~3 次/周

在孕期经常跪在地板上比坐着要舒服。一些产科医院的医生现在也推荐这种有利于分娩的姿势。跪坐伸展对伸展骨盆肌肉、下背部及臀部肌肉非常有帮助。在瑜伽的练习中，它也可以作为一种很好的放松方法。

1

双腿分开，跪坐于地板上，将双手放于身前。手臂伸直以使脊柱保持正直。左腿向后伸直，脚尖向后。让臀部放落，保持几次深长的呼吸后放松。

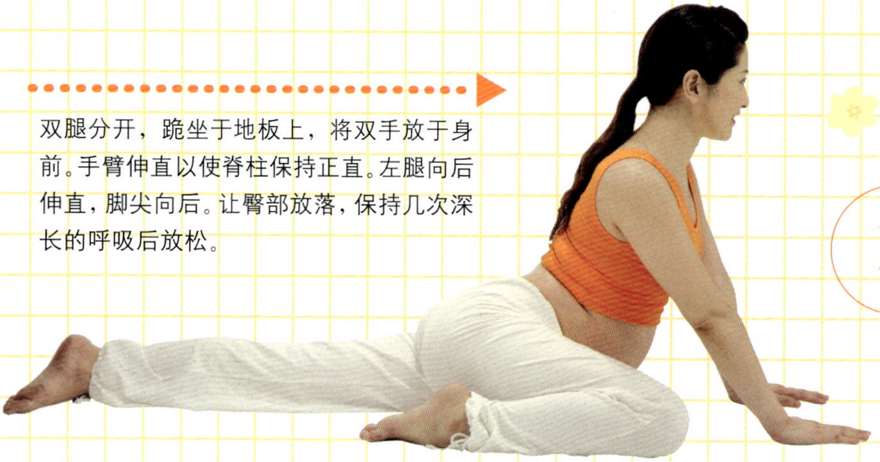

2

左脚朝外转动，感觉臀部在向上伸展左脚跟，保持头、颈、脊柱在一条直线上。保持4次深长的呼吸，还原，反方向再做一次。

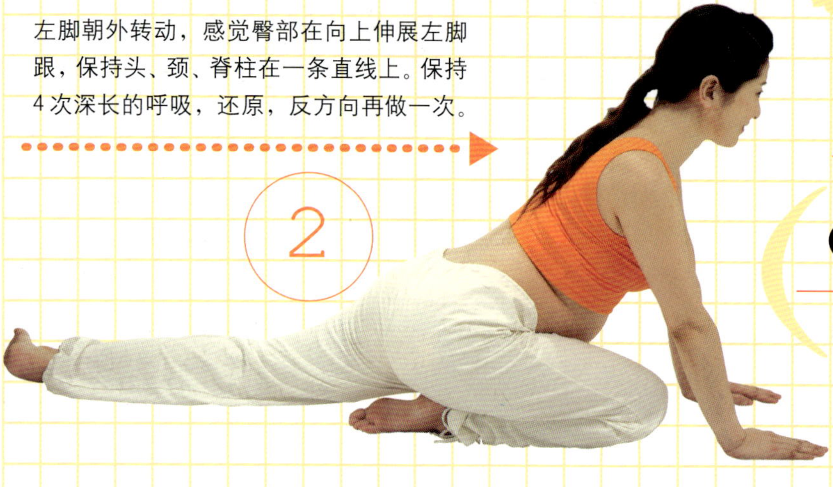

Yes & No!

瑜伽导师特别提醒

双膝不要开得太宽，那样会阻碍分娩。

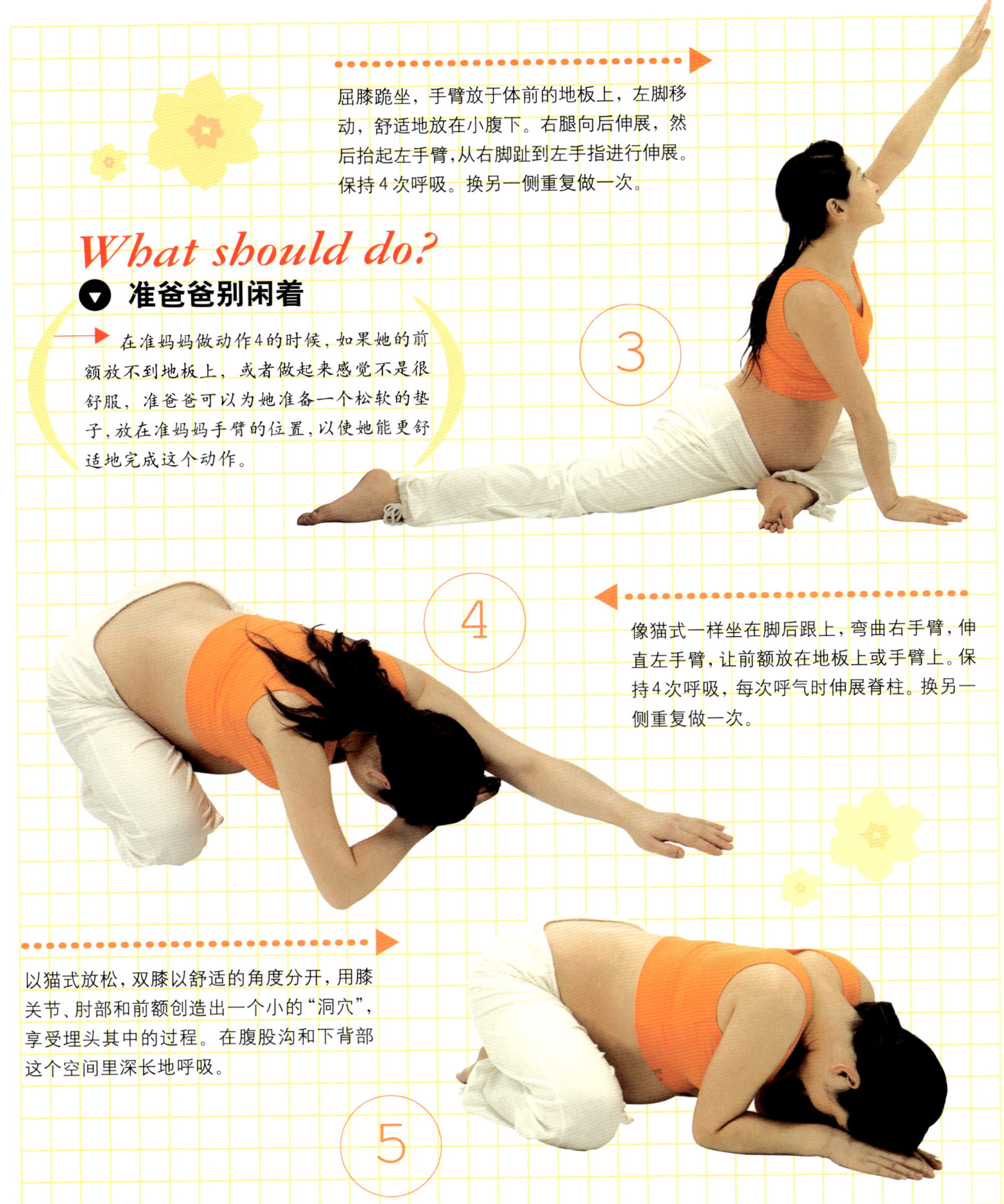

屈膝跪坐，手臂放于体前的地板上，左脚移动，舒适地放在小腹下。右腿向后伸展，然后抬起左手臂，从右脚趾到左手指进行伸展。保持 4 次呼吸。换另一侧重复做一次。

What should do?

准爸爸别闲着

在准妈妈做动作4的时候，如果她的前额放不到地板上，或者做起来感觉不是很舒服，准爸爸可以为她准备一个松软的垫子，放在准妈妈手臂的位置，以使她能更舒适地完成这个动作。

3

4

像猫式一样坐在脚后跟上，弯曲右手臂，伸直左手臂，让前额放在地板上或手臂上。保持4次呼吸，每次呼气时伸展脊柱。换另一侧重复做一次。

以猫式放松，双膝以舒适的角度分开，用膝关节、肘部和前额创造出一个小的“洞穴”，享受埋头其中的过程。在腹股沟和下背部这个空间里深长地呼吸。

5

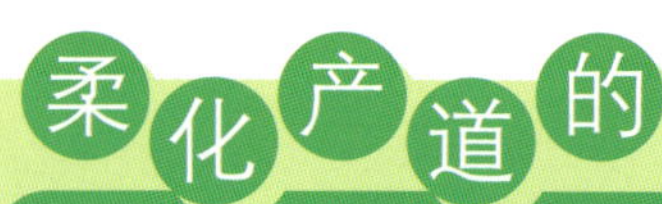

盆底肌伸展

这些效果也值得期待

- 预防痔疮
- 减轻焦虑
- 强化骨盆底
- 有益于性生活
- 强健生殖系统

难度指数：★★☆☆☆　　建议次数：5~10组/次　5~7次/周

盆底肌这个非常重要的肌肉组织连接了脊柱和骨盆的前端。它们的强健与弹性是下腹部器官健康的基础，能使阴道被转化为分娩通道并且在产后还原到理想的状态。集中意识，通过呼吸控制这些肌肉是非常重要的。对于孕妇来说，越早开始练习这个姿势越好。每天花几分钟时间来练习，对于放松身体是很有益处的。

盆底肌内侧伸展

以猫式跪坐，双膝分开。向前倾斜肘部并将头部放松地放在双手上。吸气，首先收紧肛门括约肌。呼气，完全放松。重复3次。现在将意识集中在你的尿道部位，它是控制膀胱的关键，当你平稳地呼吸时，快速地收紧并放松它。最后，将意识集中在阴道两侧的肌肉上，尽力向内收紧这些肌肉，深长地呼吸，然后慢慢地放松所有的骨盆肌肉，重复做几次。

Yes & No!

瑜伽导师特别提醒

准妈妈如果有手臂水肿现象，在练习时可能会感到肘部不舒服，如果出现这种情况，准妈妈可以将叠好的防滑毛巾垫在肘关节的下面进行练习，找到自己感觉最舒服的姿势即可。

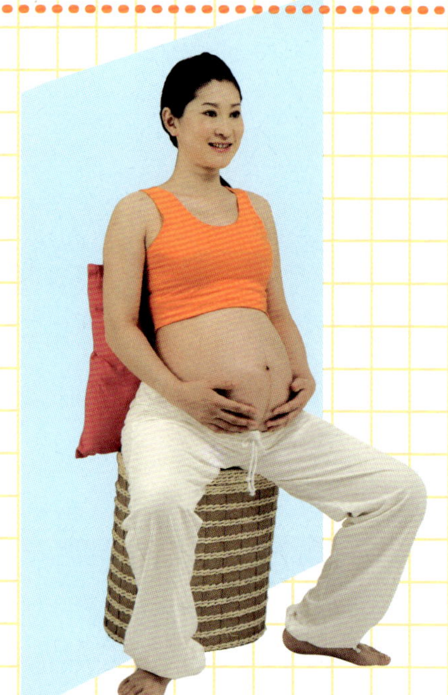

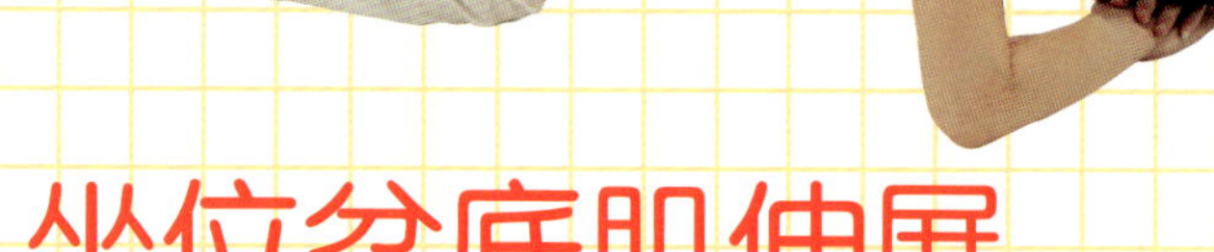

坐位盆底肌伸展

直坐在一把椅子上，弯曲双膝。确保脊柱在最舒适的位置上支撑身体。双手自然地放在下腹部。将意识集中在骨盆底肌肉上，收紧并放松它们。吸气，利用下背部和腹部肌肉的力量尽可能高地收紧盆底肌。呼气，缓慢地放松盆底肌，尽可能延长呼气的时间。

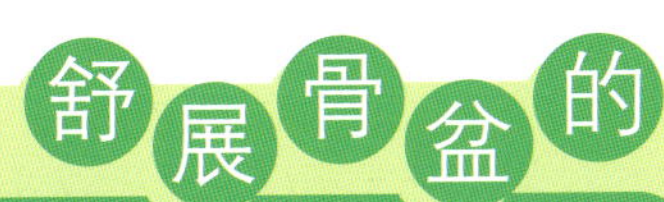

丽丽教练最爱的体式，
大力推荐哟！

舒展骨盆的 蝴蝶式

这些效果也值得期待

- 舒展髋部
- 改善月经不调
- 预防坐骨神经痛
- 强健大腿内侧肌肉
- 促进腹部血液循环

难度指数：★★☆☆☆ 建议次数：10~20组/次 5~6次/周

这个姿势对骨盆大有益处，同时还能促使血液流入背部。对于有泌尿功能失调症状的人具有很好的调节作用。准妈妈在孕期经常做此种练习，可以使髋关节和骨盆周围的肌肉变柔软，分娩时骨盆更容易打开，能有效地减少分娩的痛苦，使宝宝更加顺利地降临人世。

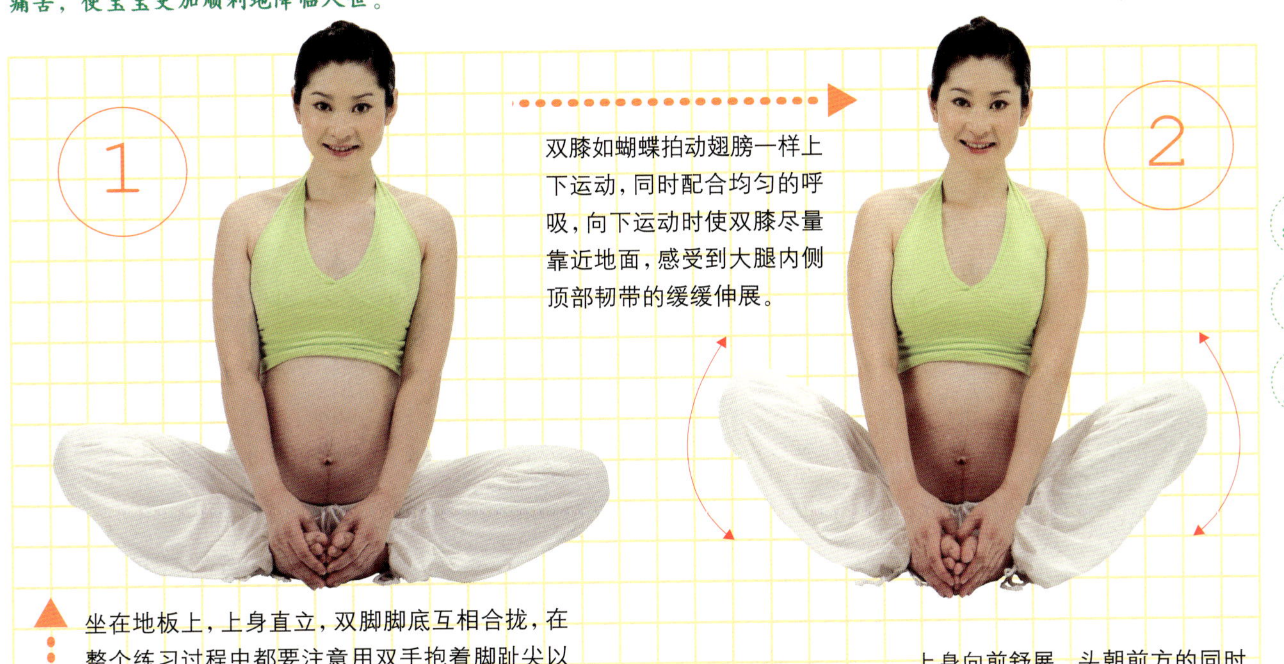

1 坐在地板上，上身直立，双脚脚底互相合拢，在整个练习过程中都要注意用双手抱着脚趾尖以保持双脚合拢。逐步收合双脚跟，尽量靠近会阴部位，抬升胸骨并放松肩部，同时注意保持脊柱挺直。

2 双膝如蝴蝶拍动翅膀一样上下运动，同时配合均匀的呼吸，向下运动时使双膝尽量靠近地面，感受到大腿内侧顶部韧带的缓缓伸展。

3 上身向前舒展，头朝前方的同时用双肘向外、向下推按双膝，但不要弯曲脊椎。保持此姿势片刻，然后吸气，还原。

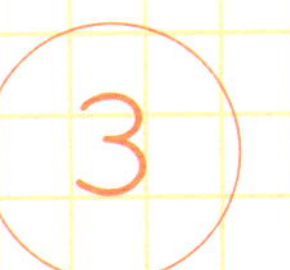

Yes & No!

瑜伽导师特别提醒

注意不要过于用力而让肌肉疲劳。循序渐进地进行此项练习，才能更好地伸展肌肉、强健骨盆。

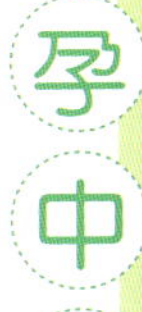

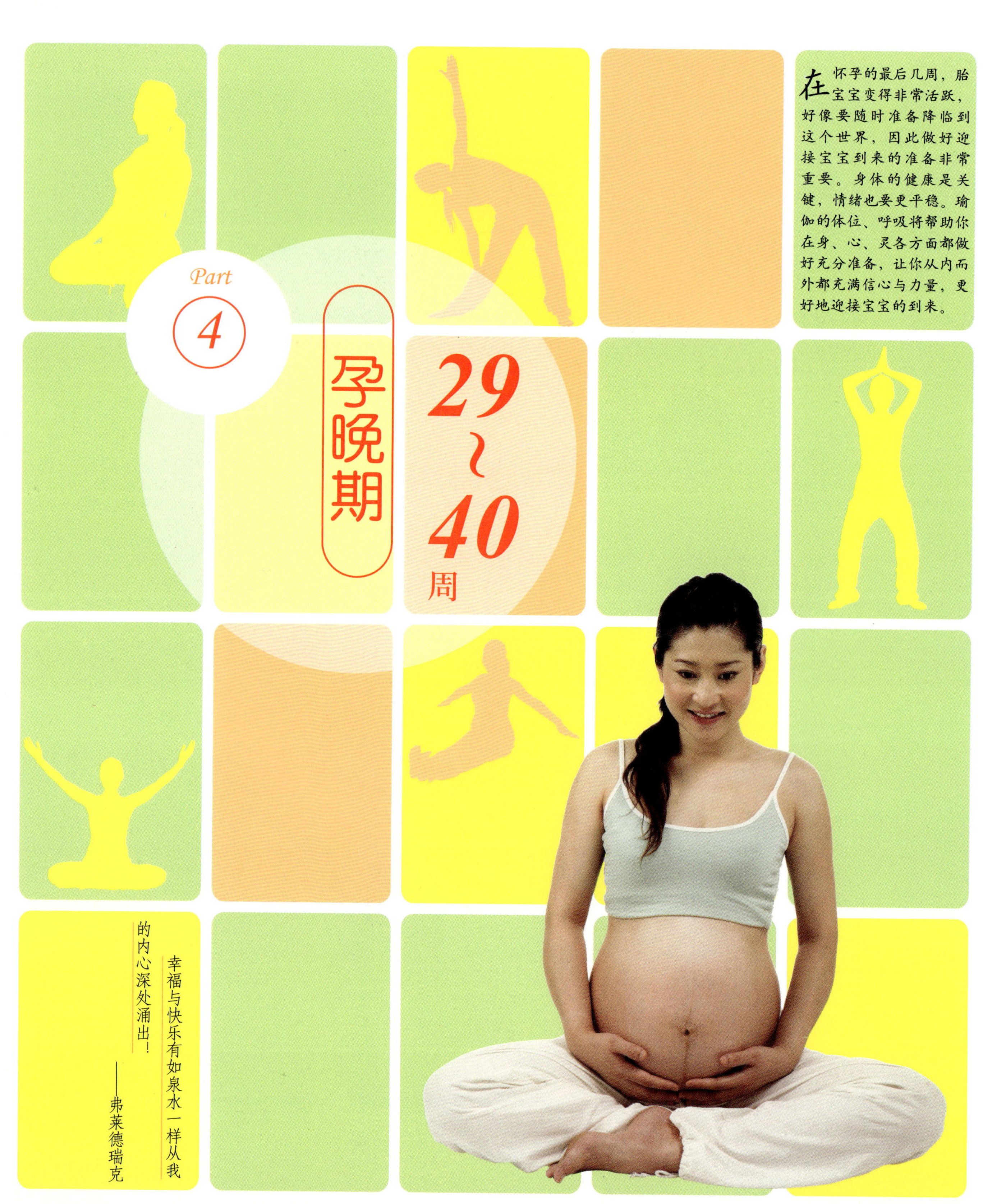

Part 4 孕晚期 29~40周

在怀孕的最后几周，胎宝宝变得非常活跃，好像要随时准备降临到这个世界，因此做好迎接宝宝到来的准备非常重要。身体的健康是关键，情绪也要更平稳。瑜伽的体位、呼吸将帮助你在身、心、灵各方面都做好充分准备，让你从内而外都充满信心与力量，更好地迎接宝宝的到来。

幸福与快乐有如泉水一样从我的内心深处涌出！

——弗莱德瑞克

课前必读

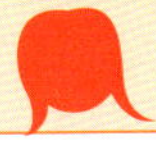

孕晚期准妈妈的生理特点

第 8 个月(29～32 周)

子宫迅速增大，子宫底的高度达到 25～28 厘米。随着腹部高高隆起，准妈妈特别容易感到疲劳。孕中期的一些不适症状，如腰背痛、便秘、浮肿、静脉曲张等，在本阶段可能还会加重。这些都会严重影响准妈妈的睡眠，准妈妈经常会难以入睡，即使睡着，睡眠质量也不会很高。

第 9 个月(33～36 周)

腹部更加膨隆，子宫底的高度为 28～32 厘米。由于子宫的增大、上升，对胃、肺及心脏的压迫更为严重，胃痛、消化不良等症状可能会加剧，排尿的次数也会明显增加。浮肿症状会更严重，阴道分泌物变得更加浓稠。有的准妈妈还可能出现头痛、恶心、眩晕等症状。

第 10 个月(37～40 周)

妊娠期的最后一个月，子宫底的高度为32～34厘米。子宫颈变得像海绵一样柔软并缩短，还会有轻度扩张。阴道黏膜肥厚、充血，阴道壁变软，伸展性增强，分泌物增多。子宫的收缩也逐渐频繁。在此阶段经常会发生阵痛，但这种阵痛没有规律，且不会逐渐加强。

孕晚期胎宝宝的生理特点

第 8 个月(29～32 周)

在这个阶段，胎宝宝身长约 40 厘米，体重约 1700 克。皮肤呈深红色，皮下脂肪增厚。大脑增大，神经系统更活跃。胎宝宝的感觉器官已经发育成熟，能自行调节体温和呼吸，即使早产，存活率也会较高。

第 9 个月(33～36 周)

到本月末，胎宝宝身长约 46 厘米，体重约 2500 克。皮下脂肪沉积，身体各部位都比较丰满。脸、胸、腹、手、脚上的胎毛逐渐消退。皮肤呈粉红色，面部皱纹消失。此时的胎宝宝虽然尚未完全发育成熟，但出生后能够啼哭和吮吸，能够较好地存活。

第 10 个月(37～40 周)

胎宝宝已经成长为一个成熟的胎儿，身长约52厘米，体重约为 3200 克。头颅骨质硬，耳朵软骨发育完善。头发长约 3 厘米，发际极为清晰。乳房部能触到乳腺组织结节，乳头突出，乳晕明显。男婴的睾丸已下降至阴囊，阴囊皮肤形成褶皱。女婴的大阴唇已覆盖小阴唇。

孕晚期生活指南

1 了解分娩原理及有关科学知识。

2 做好分娩的准备，包括孕晚期的健康检查、心理上的准备和物质上的准备。

3 孕晚期将接近临产期时，一定要坚持产前检查。

4 注意保护自己的腹部，避免撞击。

5 加强营养，保证睡眠，应保持 1～2 小时的午休，注意卫生，坚持适量的活动。

6 控制食盐摄入量，不宜从事过重的劳动或蹲位劳动，不宜盆浴，禁止同房，以避免早产。

孕晚期体位法练习

帮助骨盆打开的 环状伸展

这些效果也值得期待

- 平衡重心
- 调节并强健身体
- 舒缓心情
- 促进血液循环

难度指数：★★☆☆☆　建议次数：3~5 组/次　4~6 次/周

在孕晚期，骨盆重心向下。围绕宝宝去做动态并富有节奏感的环状伸展，有助于舒缓臀部和骨盆区域。脊柱的伸展可以增强人在站立时的稳定性，增强耐力和保持平衡。保持双膝弯曲的练习也可以成为一种充满活力的舞蹈，有助于唤醒你的身体。

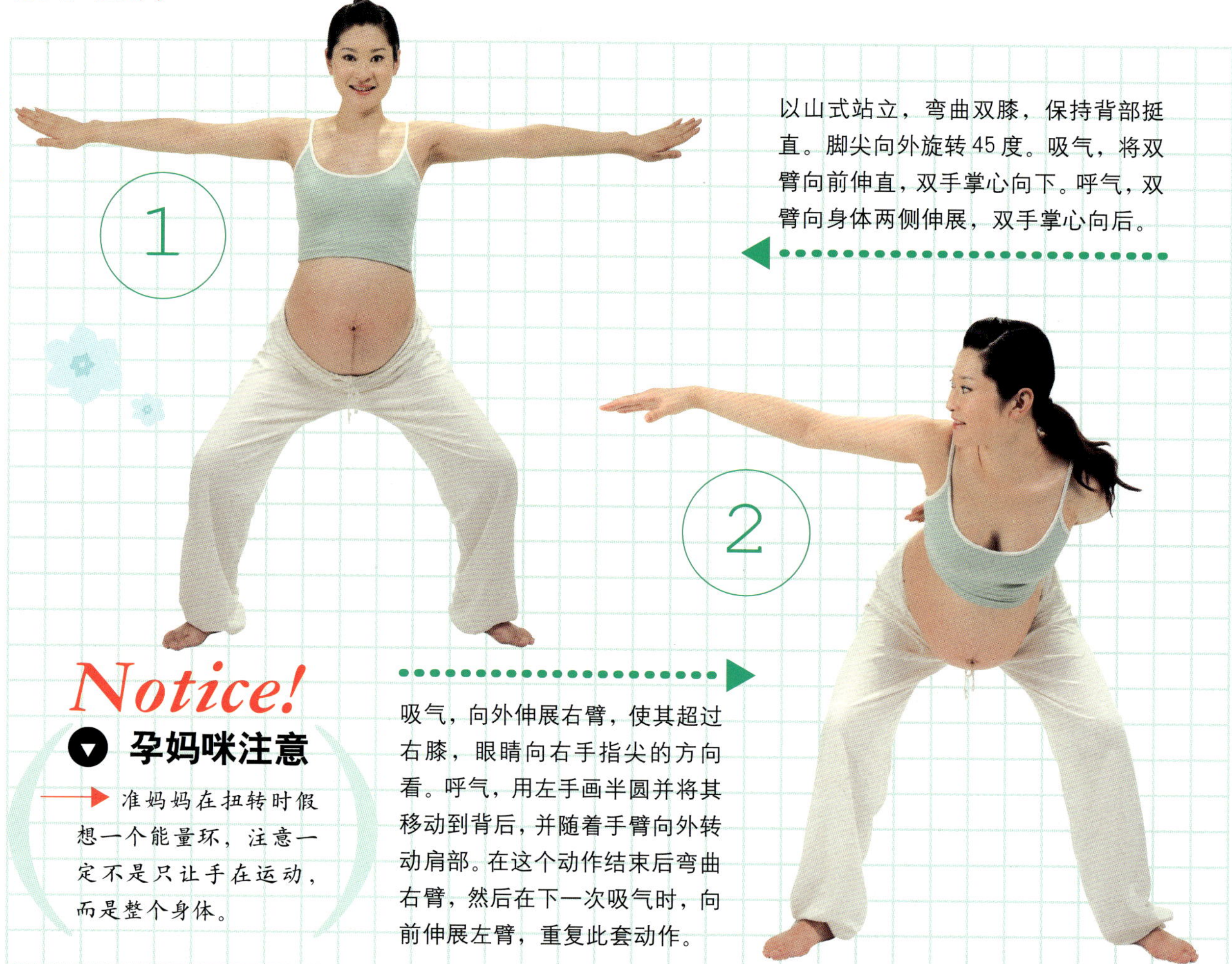

1 以山式站立，弯曲双膝，保持背部挺直。脚尖向外旋转45度。吸气，将双臂向前伸直，双手掌心向下。呼气，双臂向身体两侧伸展，双手掌心向后。

2 吸气，向外伸展右臂，使其超过右膝，眼睛向右手指尖的方向看。呼气，用左手画半圆并将其移动到背后，并随着手臂向外转动肩部。在这个动作结束后弯曲右臂，然后在下一次吸气时，向前伸展左臂，重复此套动作。

Notice!

孕妈咪注意

准妈妈在扭转时假想一个能量环，注意一定不是只让手在运动，而是整个身体。

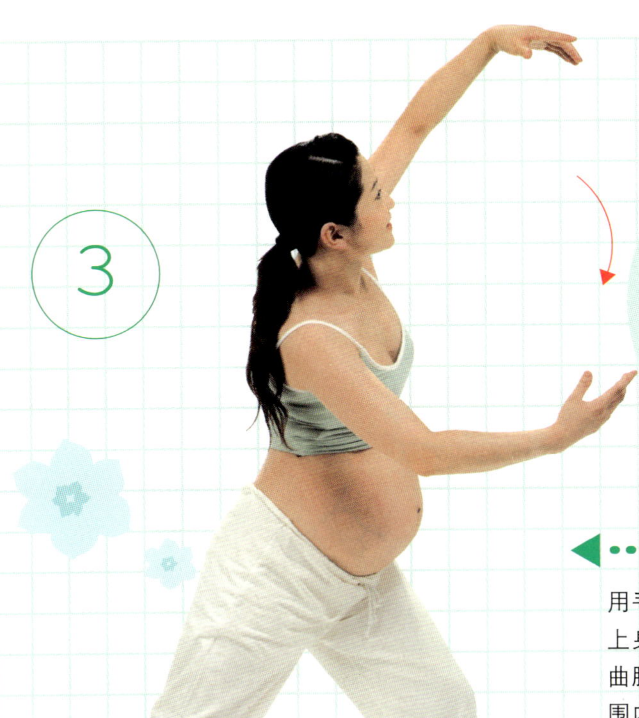

3

Yes & No!

瑜伽导师特别提醒

这组动作是很好的产前准备活动，看上去十分简单，但却有很大的作用。它能活动你身体的每一处关节和每一块肌肉，并能帮助你打开骨盆，调节并强健整个身体。虽然这套动作没有特别的禁忌，但是如果久站就会感到不舒服的准妈妈选择坐在椅子上练习时，那么坐的时候一定要注意应该平稳地坐在椅子的前部，你可以把椅子紧紧依靠在墙壁上以确保安全。

用手臂围成一个假想的能量环，然后扭转上身，从左到右摆动，移动过程中伸展并弯曲膝盖，平稳地呼吸，在自己感觉舒适的范围内重复此套动作。

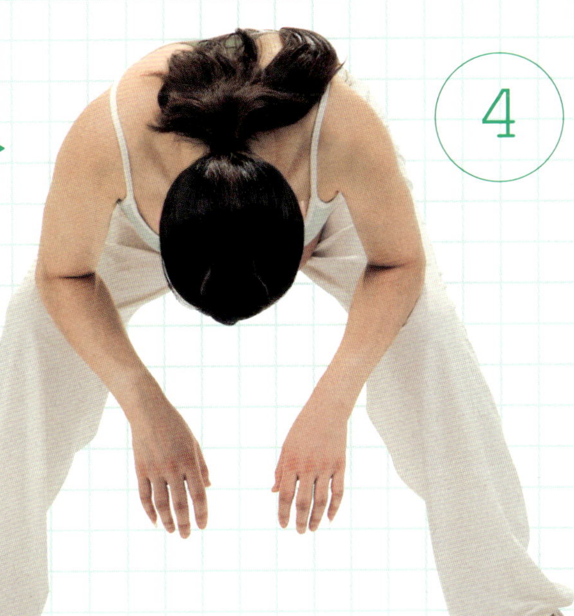

4

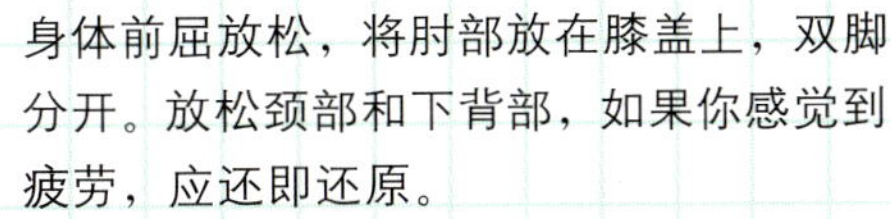

身体前屈放松，将肘部放在膝盖上，双脚分开。放松颈部和下背部，如果你感觉到疲劳，应还即还原。

What should do?

准爸爸别闲着

并不是所有的准妈妈都可以舒适地站着练习这个动作，所以该是准爸爸表现的时候了。此时准爸爸可以为准妈妈准备一把舒适、安全的椅子，让她坐在上面练习，让你的爱时刻包围着她和你们的宝宝，既安全又贴心。

预防脊柱弯曲的

脊柱练习

这些效果也值得期待

- 强化骨盆
- 强健腿部肌肉
- 矫正脊柱姿势
- 缓解疲劳

难度指数： ★☆☆☆☆　　**建议次数：** 1~3 组/次　3~4 次/周

现在这个阶段宝宝变得越来越大，这个时候，骨盆关节已经开始松弛，以便为宝宝的诞生创造宽敞的通道。而这种变化往往会引起脊柱弯曲，从而导致背部肌肉过度紧张疲劳，所以此时保持正确的姿势也比过去更为重要。每天利用简单的脊柱练习来伸直你的脊柱，这样将直接为你注入新鲜的活力，对宝宝的顺利诞生也大有益处。

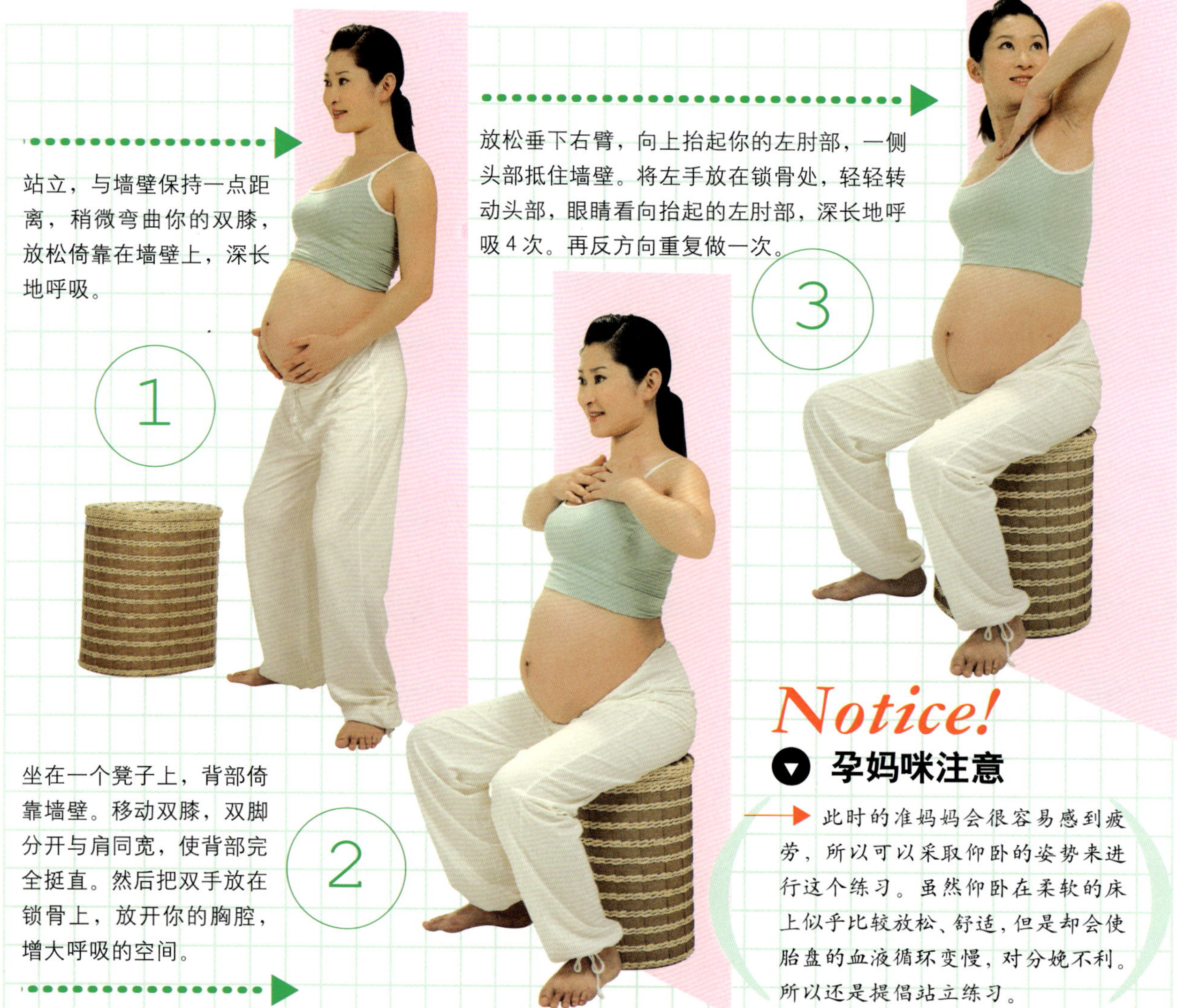

1 站立，与墙壁保持一点距离，稍微弯曲你的双膝，放松倚靠在墙壁上，深长地呼吸。

2 坐在一个凳子上，背部倚靠墙壁。移动双膝，双脚分开与肩同宽，使背部完全挺直。然后把双手放在锁骨上，放开你的胸腔，增大呼吸的空间。

3 放松垂下右臂，向上抬起你的左肘部，一侧头部抵住墙壁。将左手放在锁骨处，轻轻转动头部，眼睛看向抬起的左肘部，深长地呼吸 4 次。再反方向重复做一次。

Notice!

孕妈咪注意

此时的准妈妈会很容易感到疲劳，所以可以采取仰卧的姿势来进行这个练习。虽然仰卧在柔软的床上似乎比较放松、舒适，但是却会使胎盘的血液循环变慢，对分娩不利。所以还是提倡站立练习。

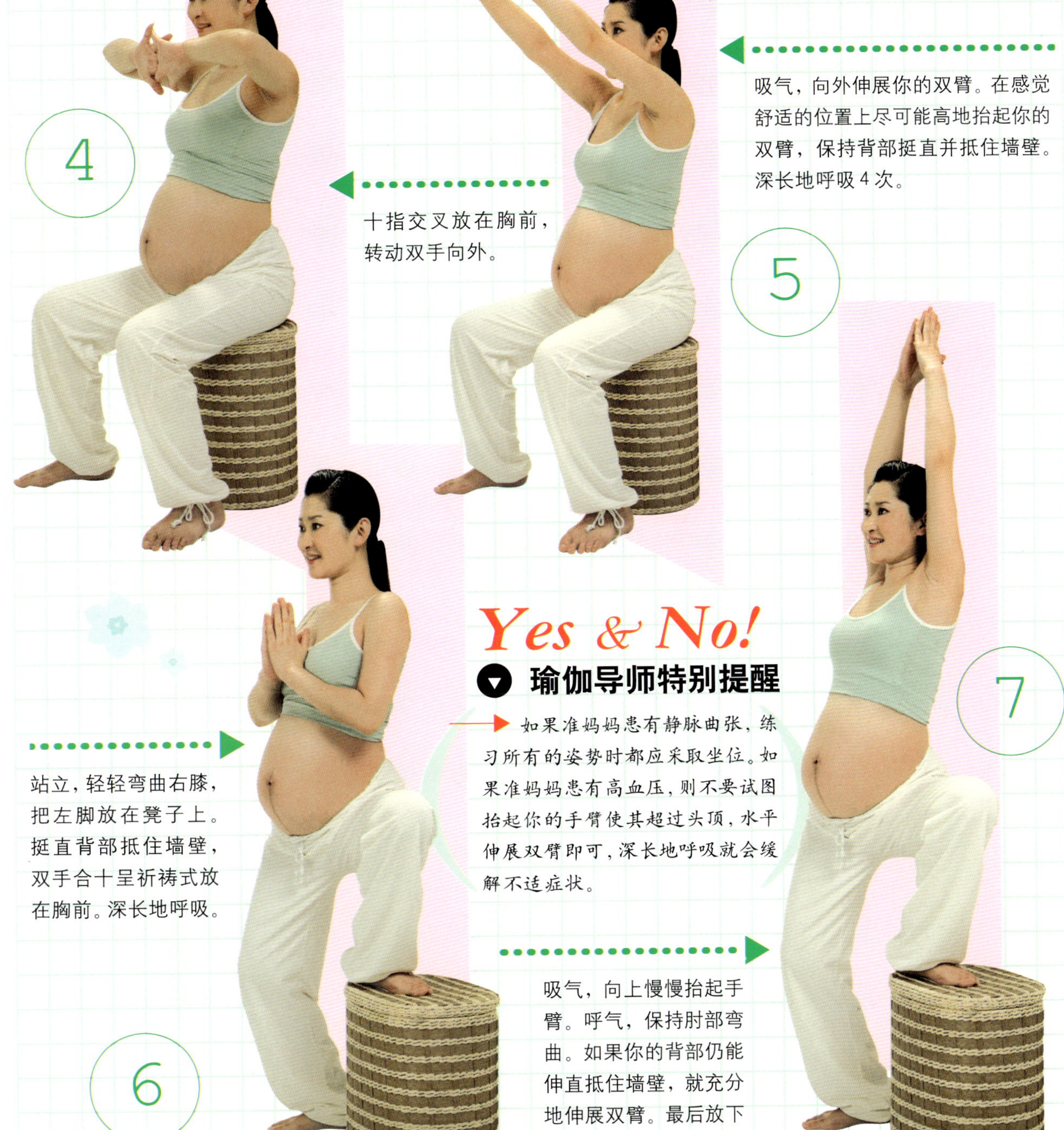

十指交叉放在胸前，转动双手向外。

吸气，向外伸展你的双臂。在感觉舒适的位置上尽可能高地抬起你的双臂，保持背部挺直并抵住墙壁。深长地呼吸4次。

站立，轻轻弯曲右膝，把左脚放在凳子上。挺直背部抵住墙壁，双手合十呈祈祷式放在胸前。深长地呼吸。

Yes & No!

瑜伽导师特别提醒

如果准妈妈患有静脉曲张，练习所有的姿势时都应采取坐位。如果准妈妈患有高血压，则不要试图抬起你的手臂使其超过头顶，水平伸展双臂即可，深长地呼吸就会缓解不适症状。

吸气，向上慢慢抬起手臂。呼气，保持肘部弯曲。如果你的背部仍能伸直抵住墙壁，就充分地伸展双臂。最后放下手臂并放松。

放松骨盆肌肉的 倚墙战士式

这些效果也值得期待

- 放松骨盆
- 舒缓腿部肌肉
- 强壮背部肌肉
- 强健脚踝

难度指数：★★☆☆☆　建议次数：1~3 组/次　2~4 次/周

战士式会为你提供能量，有助于你在孕晚期放松骨盆肌肉，为分娩做准备。也能逐渐为你的身体提供强大的支撑力。墙壁能帮助你积聚内在力量，直到分娩。无论你是否是初学者，这些伸展都能够增加你的呼吸力量。

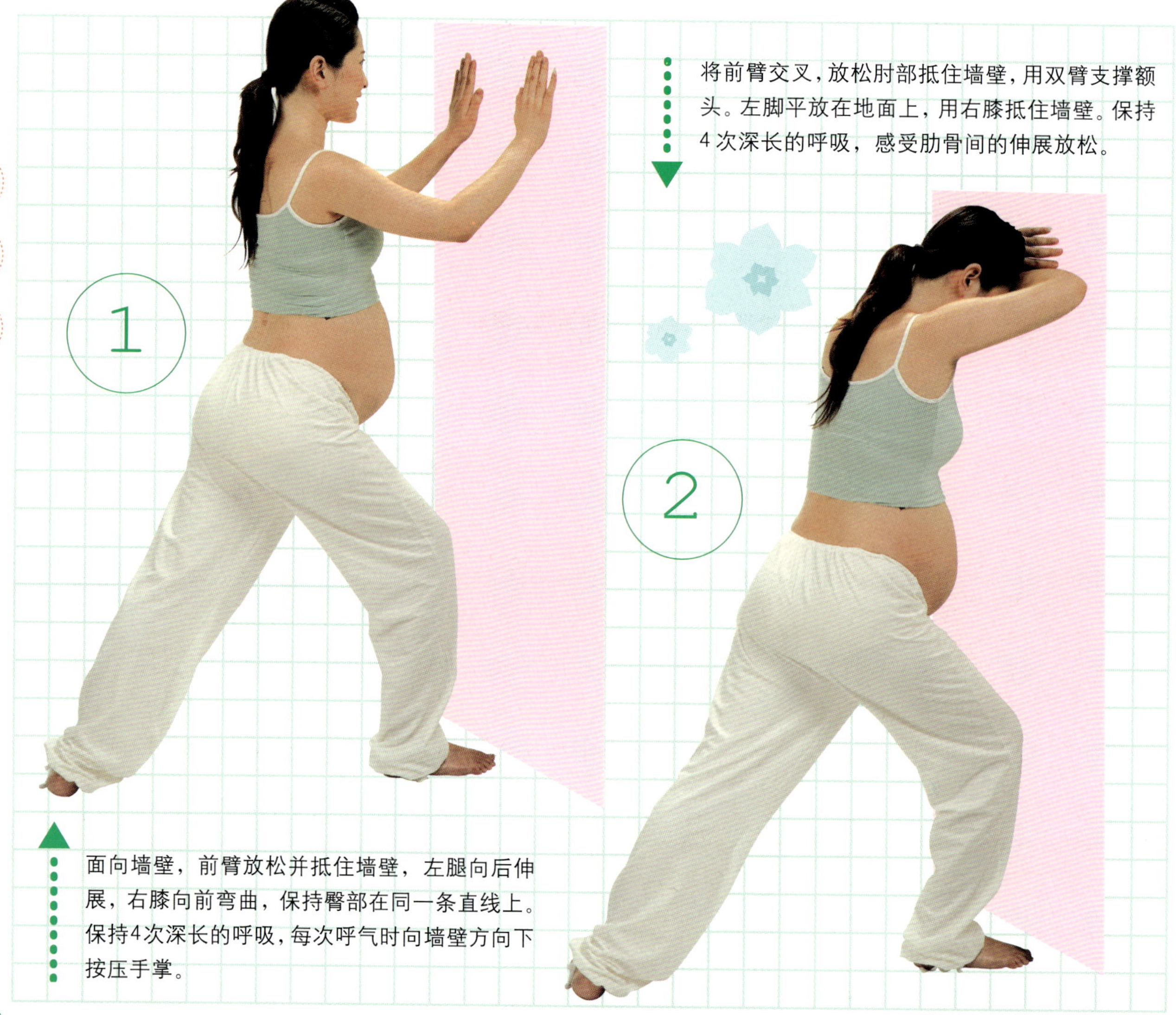

1 面向墙壁，前臂放松并抵住墙壁，左腿向后伸展，右膝向前弯曲，保持臀部在同一条直线上。保持4次深长的呼吸，每次呼气时向墙壁方向下按压手掌。

2 将前臂交叉，放松肘部抵住墙壁，用双臂支撑额头。左脚平放在地面上，用右膝抵住墙壁。保持4次深长的呼吸，感受肋骨间的伸展放松。

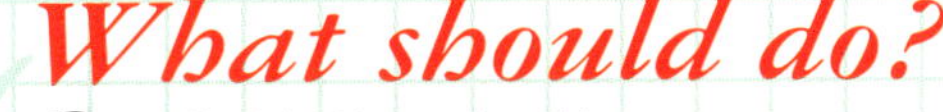

准爸爸别闲着

在准妈妈练习到第4步的时候，准爸爸可以在她膝盖处放一个柔软的垫子，减少地板对她膝盖的伤害，并为练习最后的放松姿势创造更舒适的环境。

3

在吸气时，伸展左臂，使它向上与墙壁平行并贴近左耳，同时把右肘部放在墙壁上。呼气，进一步伸展指尖，左脚跟向下压到地板上，保持右侧身体完全放松。

4

右腿保持步骤3的姿势，左膝向下放，将手臂放低，使前臂放松地抵住墙壁。放松下背部，深长地呼吸4次。

5

在进行了充满活力的呼吸之后，在垫子上以海龟的姿势放松，双膝分开，手臂弯曲环过膝盖，头部转向一侧。如果你不能做海龟式，也可以做婴儿式放松。然后反方向重复做一次。

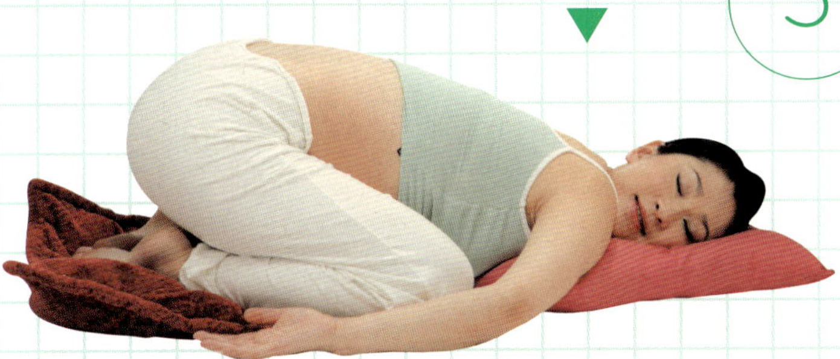

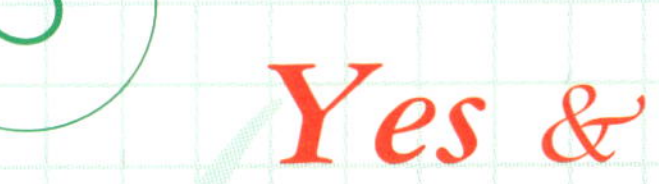

瑜伽导师特别提醒

在往下放膝盖的过程中，动作一定要舒缓，以免对身体造成不必要的伤害。

丽丽教练最爱的体式，大力推荐哟！

舒缓子宫压力的 分膝伸展

这些效果也值得期待

- 伸展脊柱
- 减少皱纹
- 防止皮肤松弛
- 强化颈部肌肉
- 预防呼吸系统疾病

难度指数：★★☆☆☆　**建议次数：** 1~3 组/次　3~4 次/周

跪坐对于孕晚期是一个非常好的姿势，在分娩时你可以采用这个姿势。练习这个姿势能够放松尾骨并使脊柱得到充分的伸展，子宫的重量会被双腿、肘部和双手均匀地承担，并能大大缓解子宫的压力。当膝盖分开时，宝宝也能在骨盆的扩张中得到最大的空间。

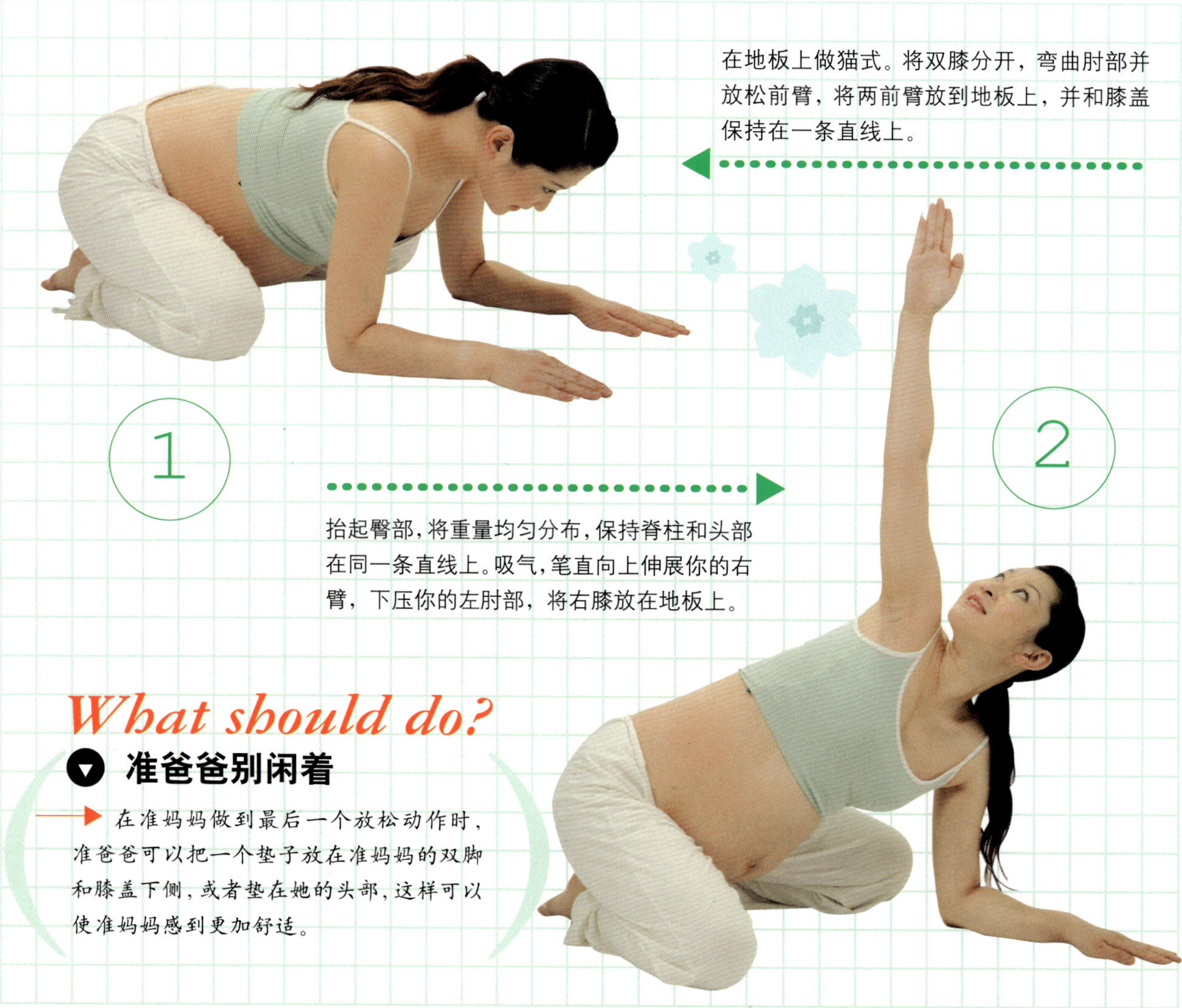

1 在地板上做猫式。将双膝分开，弯曲肘部并放松前臂，将两前臂放到地板上，并和膝盖保持在一条直线上。

2 抬起臀部，将重量均匀分布，保持脊柱和头部在同一条直线上。吸气，笔直向上伸展你的右臂，下压你的左肘部，将右膝放在地板上。

What should do?

准爸爸别闲着

在准妈妈做到最后一个放松动作时，准爸爸可以把一个垫子放在准妈妈的双脚和膝盖下侧，或者垫在她的头部，这样可以使准妈妈感到更加舒适。

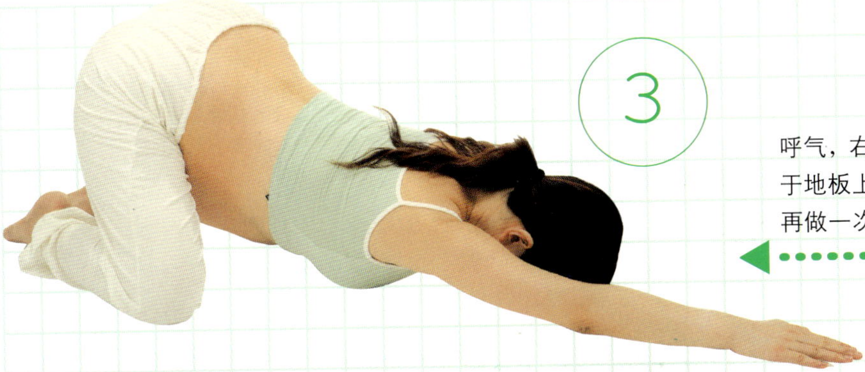

3

呼气，右臂放下，沿地板向前伸展，头部落于地板上，同时尽可能地推动尾骨。反方向再做一次。

4

向后坐在脚跟上，将双手放松地放在双膝前的地板上，吸气，然后在呼气时向外吐舌头，呈狮子式，也可以配合吼声。

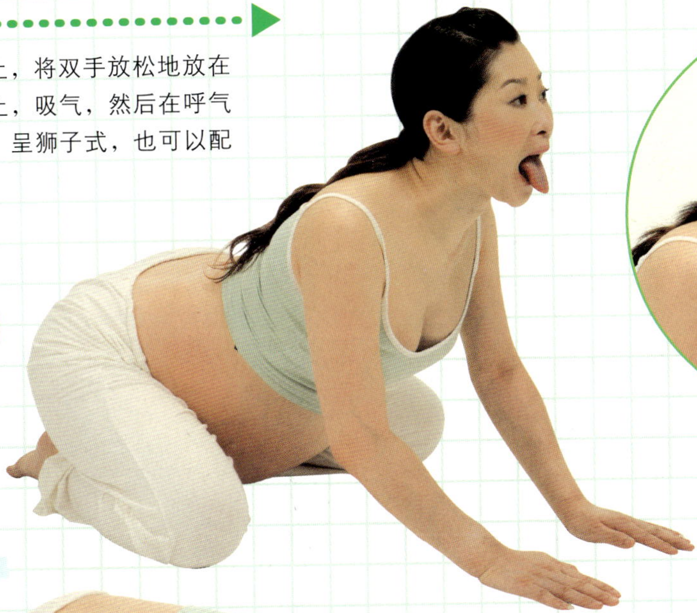

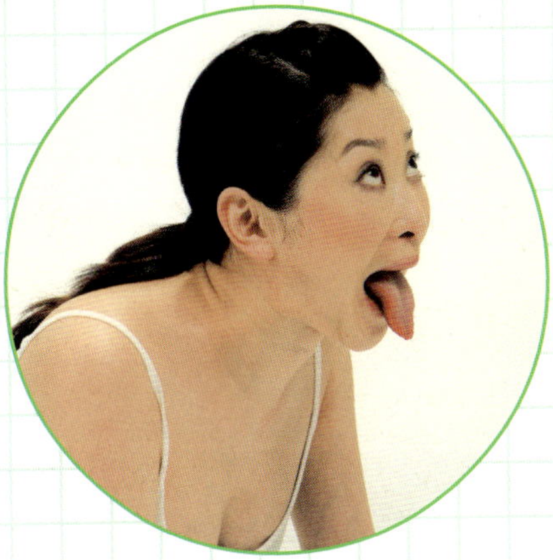

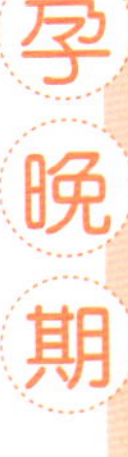

5

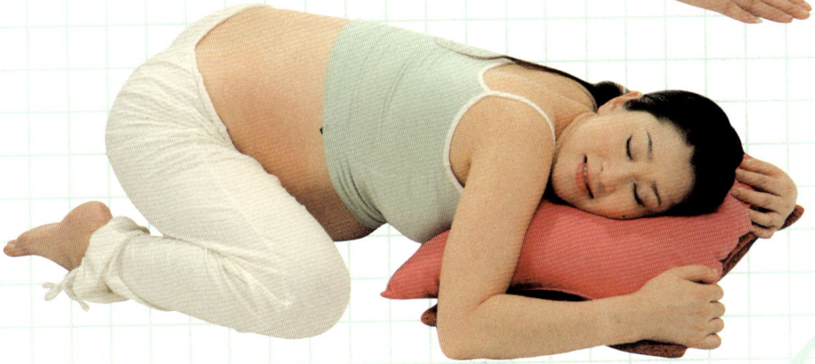

放松时将双膝分开约30～45度，确保你的宝宝有最宽裕的空间。双膝分开并放松你的上身，用手臂和头部支撑身体。

Yes & No!

瑜伽导师特别提醒

患有高血压和头部眩晕的准妈妈在做第3步动作时，可将左手轻轻握拳，将前额或下巴放在大拇指和食指圈上，以抬高头部，避免眩晕。

活化腹股沟的助产伸展

这些效果也值得期待

- 强化骨盆
- 拉伸脊柱
- 强健尾骨
- 舒缓臀部肌肉

难度指数：★★★☆☆　　建议次数：2~4 组/次　3~4 次/周

腹股沟是连接腹部和大腿的重要部位，又靠近外生殖器，对于孕妇来说更为重要。分娩常见的疼痛有下背部疼痛或下腹部绞痛，这组伸展练习可通过锻炼盆底肌肉，增加尾骨和腹股沟区域的灵活性，从而有效减轻分娩的疼痛。这个动作经过修改后非常适合准妈妈在这个阶段练习，能收到很好的效果。

1

双膝跪地，双手放在双膝前的地板上，臀部坐到后脚跟上。

2

深长地呼吸，前脚掌贴地，轻轻地抬起膝盖。收回双手置于胸前，呈祈祷式。前后轻轻地摇动骨盆和背部，增加尾骨的空间。可以适当扩大这种摇动的幅度，背部挺直，深长地呼吸。

Yes & No!

瑜伽导师特别提醒

→ 如果你的耻骨功能不良，不要练习深蹲。可以慢慢地坐在椅子或凳子上，但要始终保持背部挺直。

丽丽教练最爱的体式，
大力推荐哟！

缓解分娩疼痛的呼吸技巧

这些效果也值得期待

- 调节呼吸系统
- 促进血液循环
- 改善心肺功能
- 强健腹部肌肉

难度指数：★☆☆☆☆　**建议次数：**10~20组/次　6~7次/周

对于即将分娩的准妈妈来说，呼吸的调节非常重要。在分娩的过程中，如果掌握了正确的呼吸技巧，就能有效地缓解分娩的疼痛，对宝宝的顺利诞生大有裨益，而且还能减轻分娩带来的恐惧和紧张。

1

仰卧在地板上，屈膝，双膝靠拢，双脚分开略比臀宽，双手自然地放在身体两侧，掌心向下。可以在腰部放一个软垫以求更舒适。

2

双手轻放在腹部，吸气并有意识地让空气到达手下方的相关体内位置，进行10次有控制的深呼吸。不要让手臂、手或肩膀产生任何紧张感。

3

双手在乳房下方以及乳房上方锁骨以下的位置移动，各重复10次深呼吸，感受空气通过肺部时的感觉。

Yes & No!

瑜伽导师特别提醒

→练习时不要咬紧上下齿，舌头保持柔软并置于口腔底部。必要时可以盖上毛毯以保持身体的温暖。

4

手臂置于身体两侧，掌心向上。深呼吸，让空气逐渐从肺底部上升至肺中部，最后到肺顶部直至充满整个肺部。重复10次。

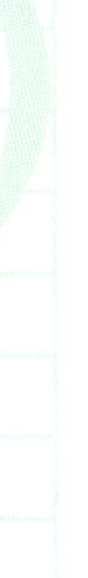

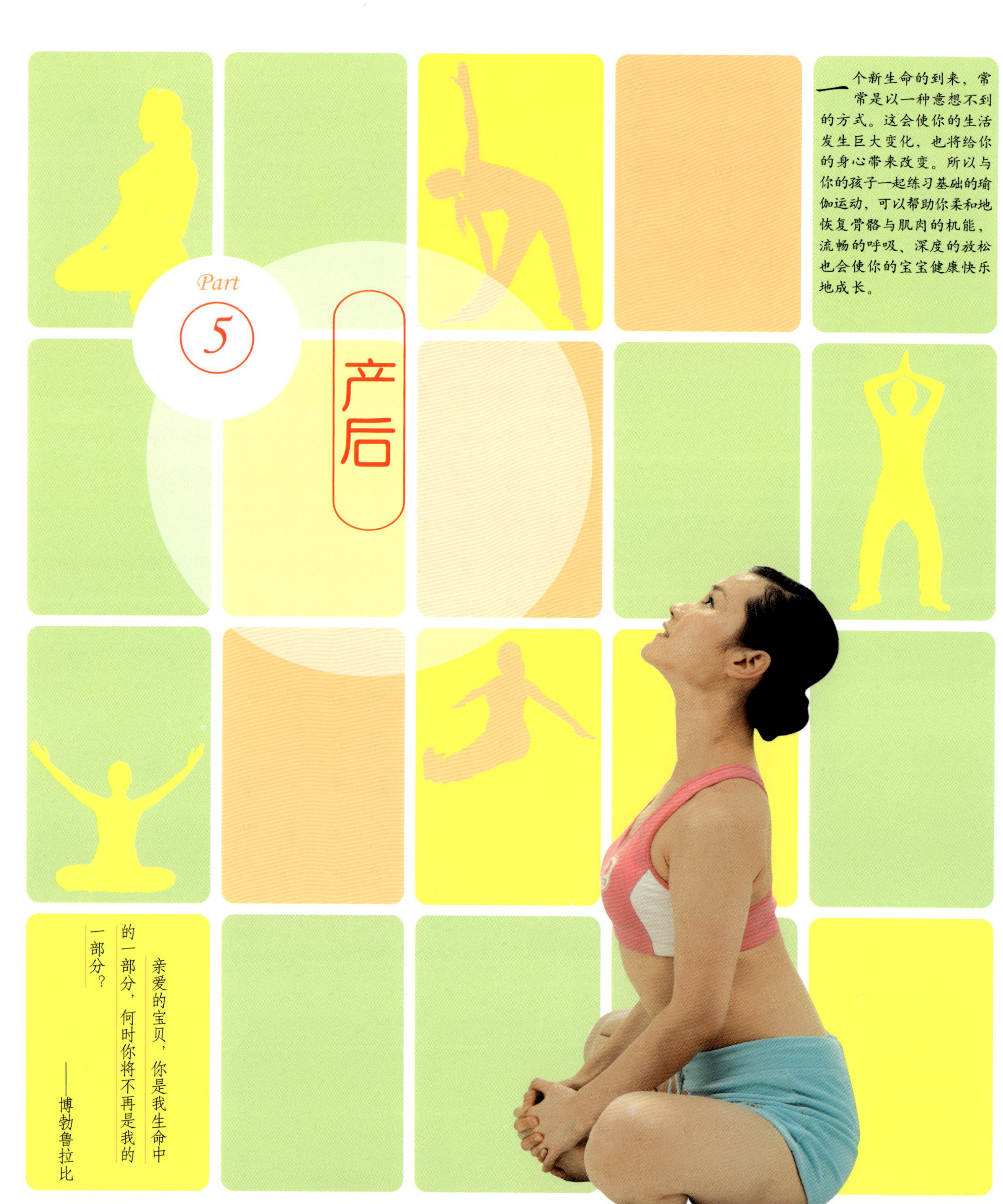

Part 5

产后

一个新生命的到来，常常是以一种意想不到的方式。这会使你的生活发生巨大变化，也将给你的身心带来改变。所以与你的孩子一起练习基础的瑜伽运动，可以帮助你柔和地恢复骨骼与肌肉的机能，流畅的呼吸、深度的放松也会使你的宝宝健康快乐地成长。

亲爱的宝贝，你是我生命中的一部分，何时你将不再是我的一部分？

——博勃鲁拉比

课前必读

产后新妈妈的生理特点

1 胎盘娩出后的子宫逐渐恢复到未孕状态。

2 产后随子宫蜕膜（特别是胎盘附着处的蜕膜）的脱落，血液、坏死蜕膜等组织会经阴道排除，被称为恶露。

3 产后宫颈短而松弛，容易发生损伤撕裂，但以后会逐渐恢复原来的外型。

4 盆底组织在分娩时可能被撕裂，会变得松弛。

5 阴道壁在分娩后不能完全恢复到孕前，会比较松弛，阴道也会有不同程度的缩短。

6 子宫增大会使腹部皮肤弹力纤维破裂，腹壁长期撑长，腹直肌将会出现不同程度的分离，腹壁呈松弛状态，腹壁上有妊娠纹。

7 韧带比未孕时松弛，需长时间才能恢复。

8 分娩后由于胎儿、胎盘、羊水等的消失以及出汗、排尿、排恶露等原因体重会减少3.5～5千克，但不能马上恢复到未孕时的体重。

9 产后2～3天开始，乳房会增大变得坚实，局部温度增高，有乳汁分泌。

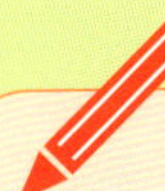

产后生活指南

1 从分娩到全身器官恢复到接近怀孕前状态的这段时间，一般需要42～56天。产后一般身体虚弱，必须注意休息调养，以便身体调整复原。

2 注意饮食起居，注意卫生（洗手、刷牙、温水洗澡等）。

3 合理饮食，食品应具有丰富营养，易消化吸收，少吃辛辣刺激的食物。

4 保持心情舒畅，情绪稳定，开朗乐观。

5 产后运动，促进子宫收缩，加强腹肌锻炼，预防盆腔下垂而保持体形健美。

6 禁止房事，做好避孕措施。

产后瑜伽的益处

恢复形体。
排除恶露。
改善不良姿势。
强化手臂肌肉的力量。
恢复腹部及骨盆底肌肉张力。
改善脚部水肿现象。
加速体能恢复。
帮助阴道修复。
愉悦精神。

产后瑜伽的注意事项

产后第一个月不应该练习任何瑜伽体式。

产后第二个月起可以动作温和地练习瑜伽体式，主要以孕妇瑜伽为主，然后可以逐步增加其他体式的练习。

产后四到六个月之后，新妈妈都可以很舒适地练习所有瑜伽体式。此时恶露已排净，哺乳之后，运动过程中应注意多次少量补充水分，运动结束后1小时再哺乳。伸展时，以紧绷感为度，不要到极限。

产后体位法练习

防止产后漏尿的束角式

这些效果也值得期待

- 灵活髋关节
- 强化消化系统
- 滋养泌尿系统
- 预防静脉曲张
- 增强卵巢功能

难度指数：★★★☆☆　建议次数：1~3 组/次　3~4 次/周

印度的女性很少发生泌尿系统和妇科疾病，因为她们在日常生活中常常选用束角式的坐姿。我们把这个动作强烈推荐给有产后漏尿症状的新妈妈，它能使骨盆、背部和腹部都得到足够的血液供应和刺激。这个动作非常柔和，能灵活髋关节，使腿部内侧的肌肉得到很好的拉伸。对生殖系统疾病也有很好的辅助治疗作用，并能强化消化系统的功能。

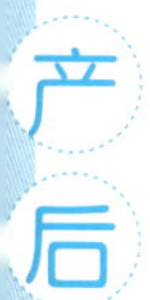

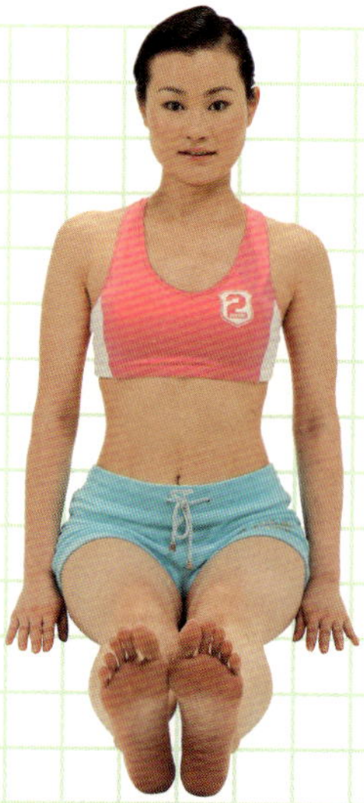

1 坐位，双腿伸直向前，双手自然地放于身体两侧。

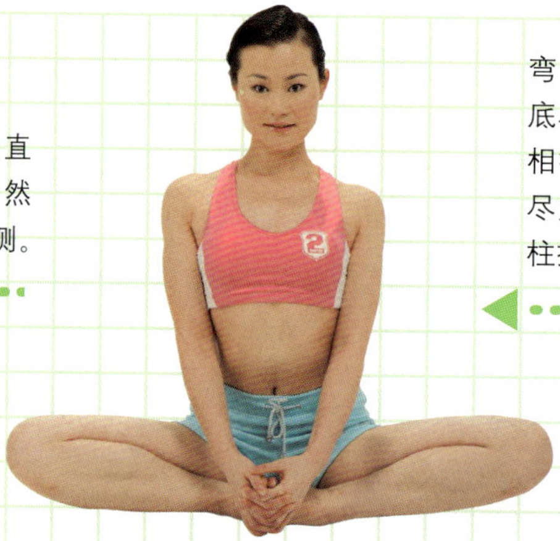

2 弯曲双膝，双脚脚掌心相对，脚底尽量抵住大腿跟处，双手十指相扣抓住脚趾，双膝自然分开，尽力向两边下压。打开胸腔，脊柱挺直。

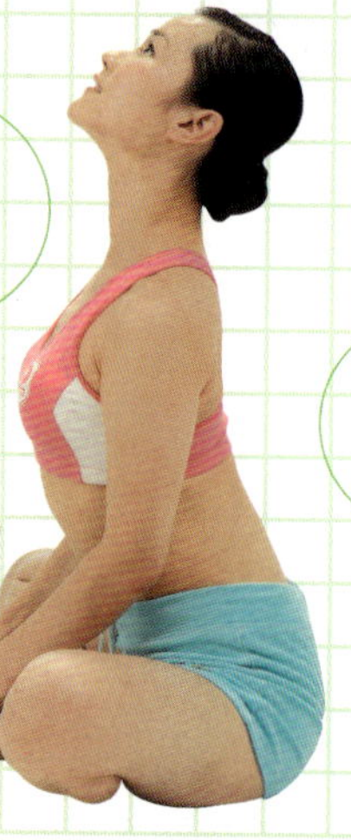

3 吸气，微仰下颚，向前拉伸脊柱。

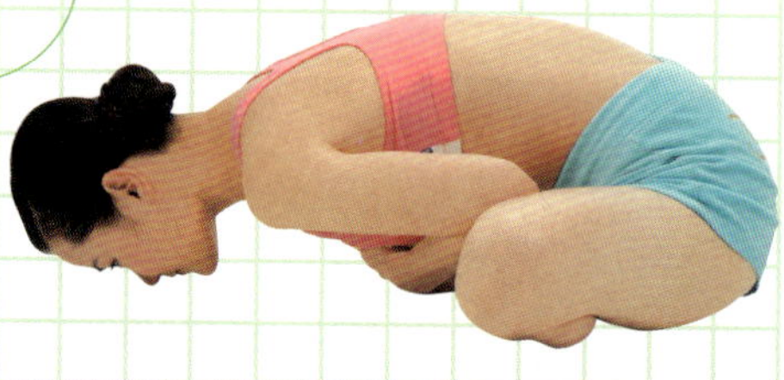

4 呼气，身体下弯，用肘部向下推膝盖，使膝盖尽量贴近地面。将额头触地，放松头、颈、肩和手臂，保持6次呼吸。

Yes & No!

瑜伽导师特别提醒

→在做动作1和动作2时，注意脊柱要挺直。另外，如果新妈妈是刚刚吃完饭就进行练习，额头就不要放在地面上了，以免给腹部造成太大的压力而伤害内脏。

丽丽教练最爱的体式，
大力推荐哟！

帮助子宫修复的坐角式

这些效果也值得期待

- 调节泌尿系统
- 缓解坐骨神经痛
- 缓解痛经
- 预防疝气

难度指数：★★★★☆　**建议次数：**1~3 组/次　2~4 次/周

这个姿势能伸展和放松大腿后侧的韧带和肌肉，促进骨盆区的血液循环，同时还能强化子宫的功能，对于新妈妈来说，这个姿势具有很好的作用。如果每天坚持练习坐角式，就会加快子宫的修复。需要注意的是，练习时注意力应放在髋部和脊柱的伸展上，放松肩膀和头部。

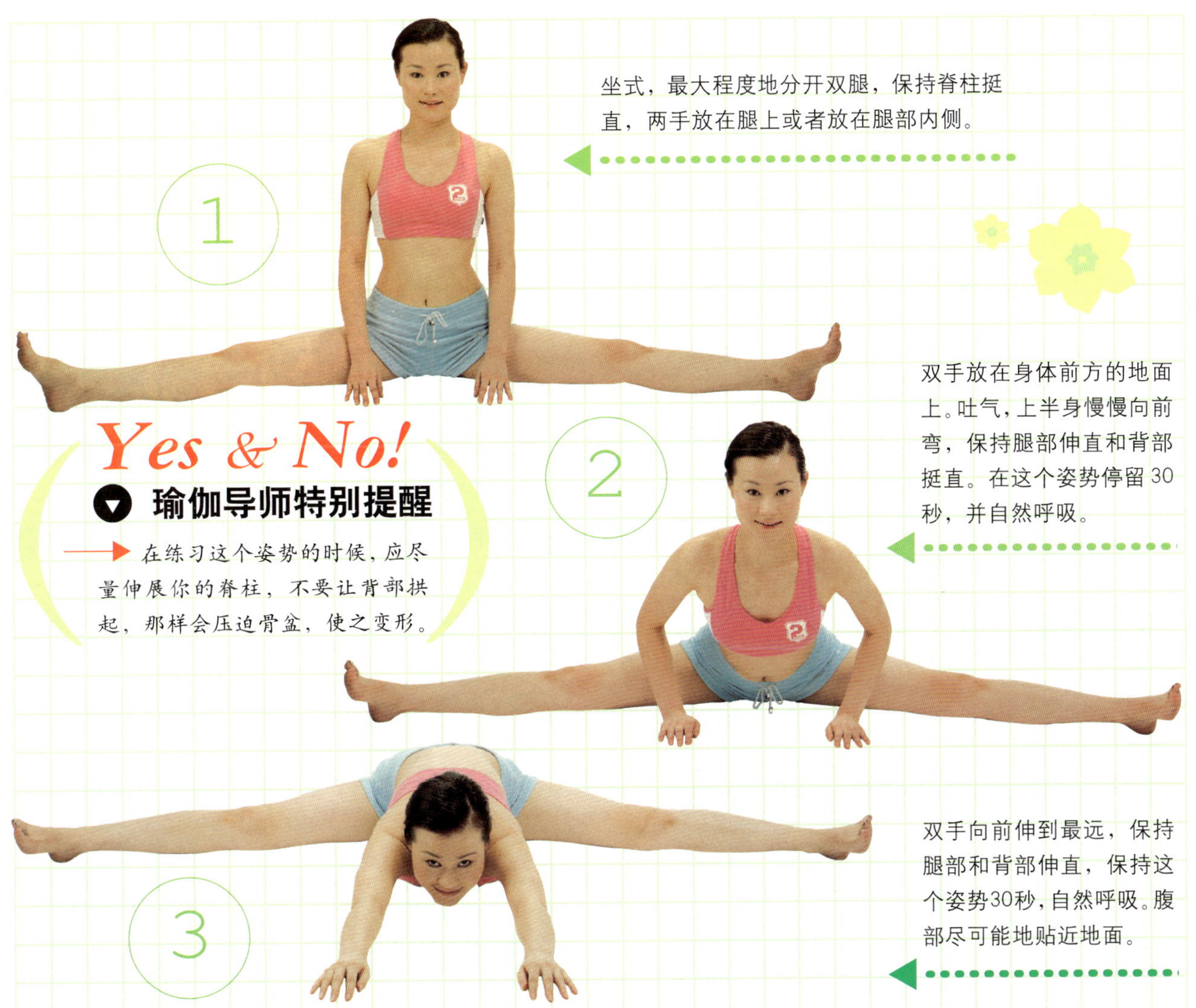

1 坐式，最大程度地分开双腿，保持脊柱挺直，两手放在腿上或者放在腿部内侧。

2 双手放在身体前方的地面上。吐气，上半身慢慢向前弯，保持腿部伸直和背部挺直。在这个姿势停留 30 秒，并自然呼吸。

3 双手向前伸到最远，保持腿部和背部伸直，保持这个姿势30秒，自然呼吸。腹部尽可能地贴近地面。

Yes & No!

瑜伽导师特别提醒

在练习这个姿势的时候，应尽量伸展你的脊柱，不要让背部拱起，那样会压迫骨盆，使之变形。

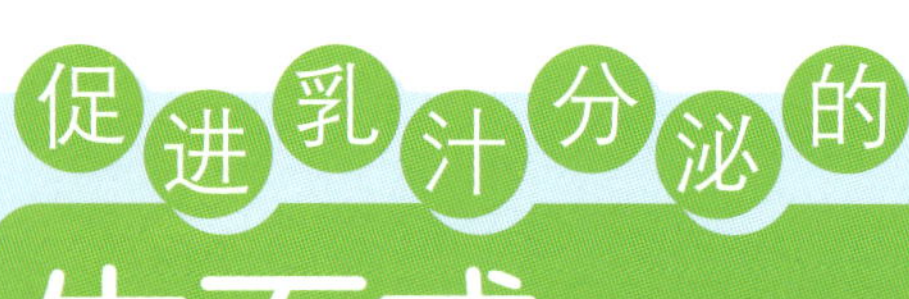

促进乳汁分泌的 牛面式

这些效果也值得期待

- 扩展胸腔
- 疏通胸腺
- 促进乳汁分泌
- 强化呼吸功能
- 促进血液循环

难度指数：★★★☆☆　　建议次数：3~5 组/次　4~6 次/周

牛面式可维护人的体态平衡，能矫正背部，放松肩关节，并使背阔肌得到伸展，也可使双腿肌肉柔软有弹性，还能预防腿部痉挛。这个姿势对胸部非常有好处，能疏通胸腺，促进乳汁分泌，并可有效防止新妈妈的乳房下垂。

坐在地板上，保持胸腔打开，脊柱挺直。

1

吸气，双臂侧平举。

2

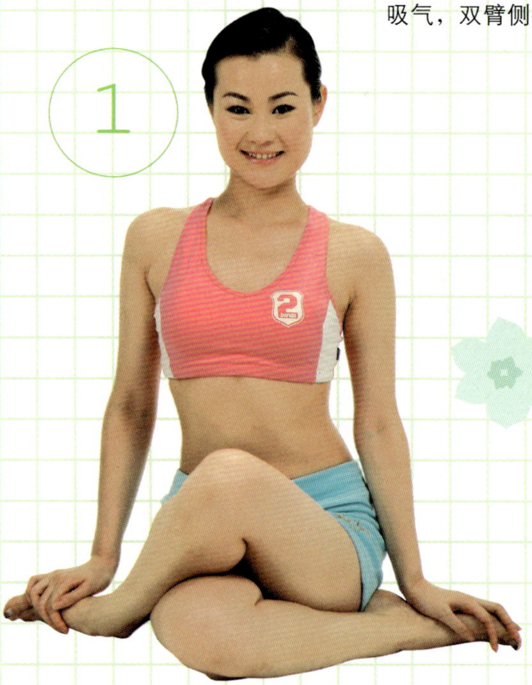

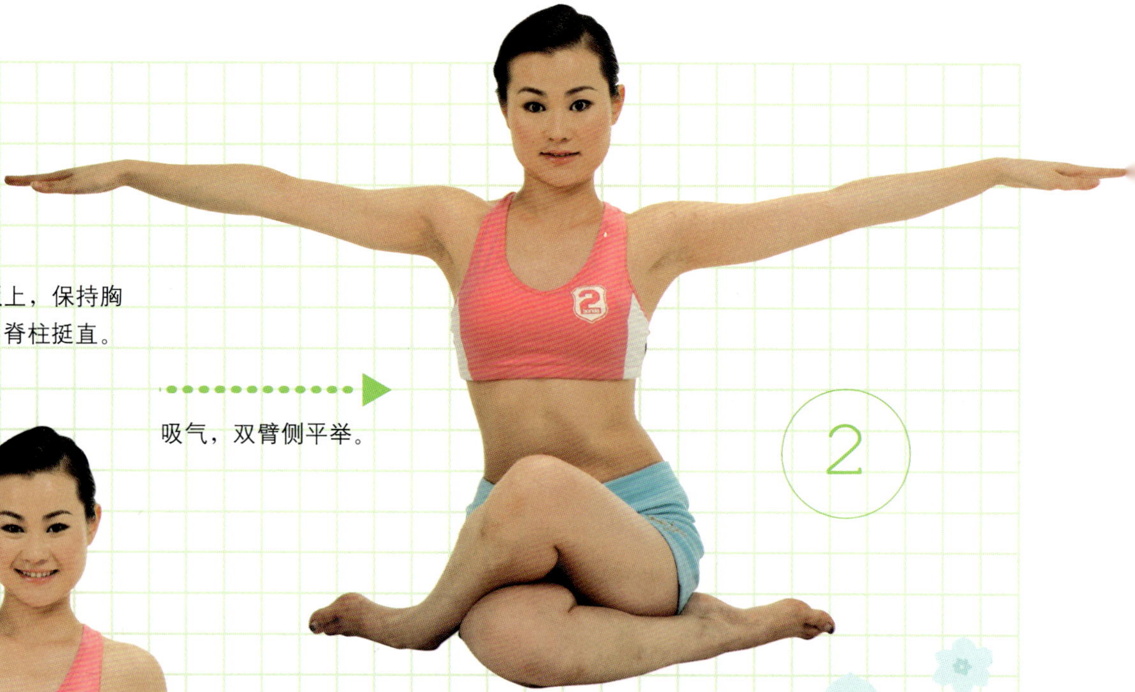

Yes & No!

瑜伽导师特别提醒

如果肩膀和肘关节有不适症状，应避免练习这个姿势。如果膝关节曾经受过伤，也尽量不要采用这个坐姿。

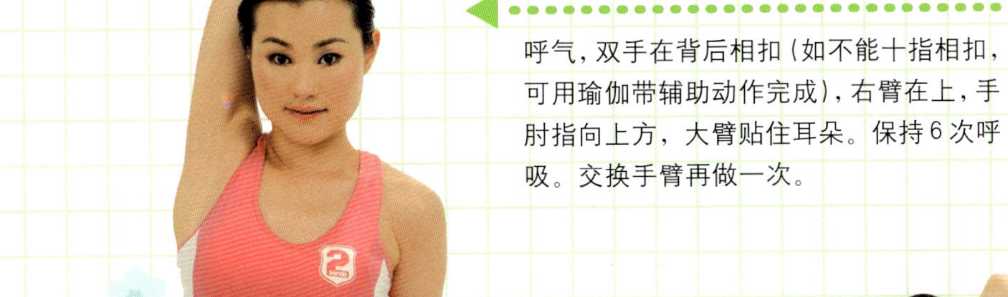

呼气，双手在背后相扣（如不能十指相扣，可用瑜伽带辅助动作完成），右臂在上，手肘指向上方，大臂贴住耳朵。保持6次呼吸。交换手臂再做一次。

正面看

3

背面看

What should do?

新爸爸别闲着

开始时，新妈妈可能会感到很难保持平衡，因此新爸爸可以在她近旁放一张桌子或椅子，让她在快要失去平衡时可以扶一下。另外，如果新妈妈不能采用英雄坐姿，新爸爸可以在她的臀部加一个软垫，以减少对膝盖的压力。

Notice!

孕妈咪注意

产后2～3天，母乳开始分泌，柔软的乳房变得丰满起来。乳房上集中了许多血管，若不小心便容易形成淤血、红肿，使血液循环受到阻碍，影响乳汁分泌，而对乳房部位进行按摩则可以帮助血液循环。

乳房按摩可以从产后第二天开始，每天进行1～2次，每个乳房按摩15分钟，新妈咪的乳房会变得更健康。

按摩方法：将右手掌放在左边乳房上，向顺时针方向按摩。再将左手掌按在右乳上，向逆时针方向按摩。

按摩注意事项：按摩前应先将手清洗干净，用热水蒸一下毛巾，在乳房上轻轻地擦拭后再进行按摩。

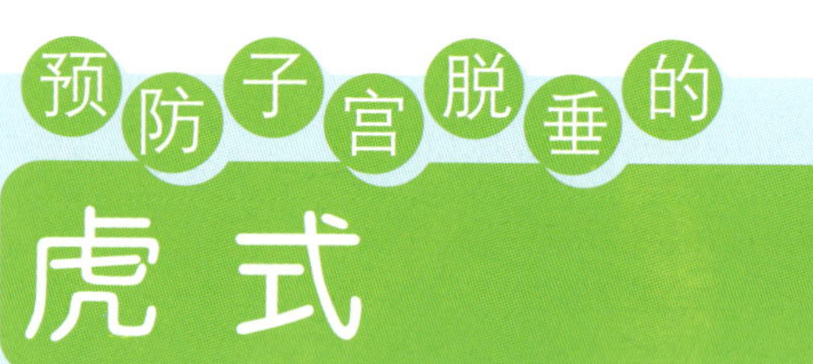

预防子宫脱垂的

虎式

这些效果也值得期待

- 放松坐骨神经
- 强化脊柱神经
- 修复女性生殖器官
- 锻炼脊柱

难度指数：★★★★☆　建议次数：4~6 组/次　6~7 次/周

这个动作可锻炼脊柱，使脊柱得到很好的伸展和运动，从而强壮脊柱神经和坐骨神经。它能有效消除臂、腿、腰、髋和背等部位的多余脂肪。此外还能修复生殖器官，对产后子宫脱垂有很好的预防作用。另外，这个姿势也是新妈妈进行瘦身练习时的不错选择。

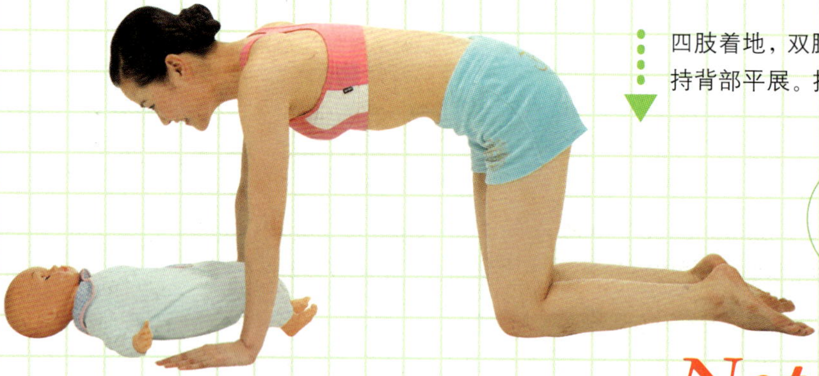

1

四肢着地，双腿并拢，手臂撑地。脊柱挺直，保持背部平展。抬高臀部，做出类似爬行的姿势。

Notice!

新妈妈注意

在练习动作3时，如果腿部抬不到最高也不要勉强，抬到自己能够承受的高度即可，以免造成腿部肌肉不必要的拉伤。

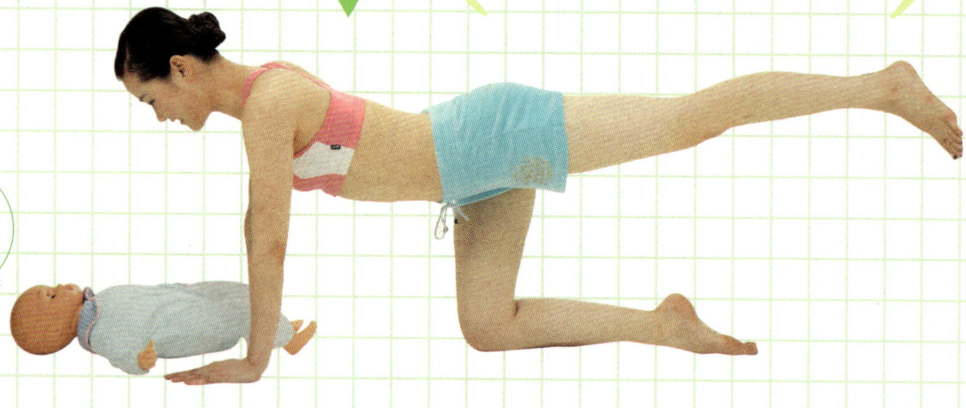

2

向后伸展左腿，脊柱挺直，尽量保持头、臀和左脚脚后跟在同一条直线上。

产后

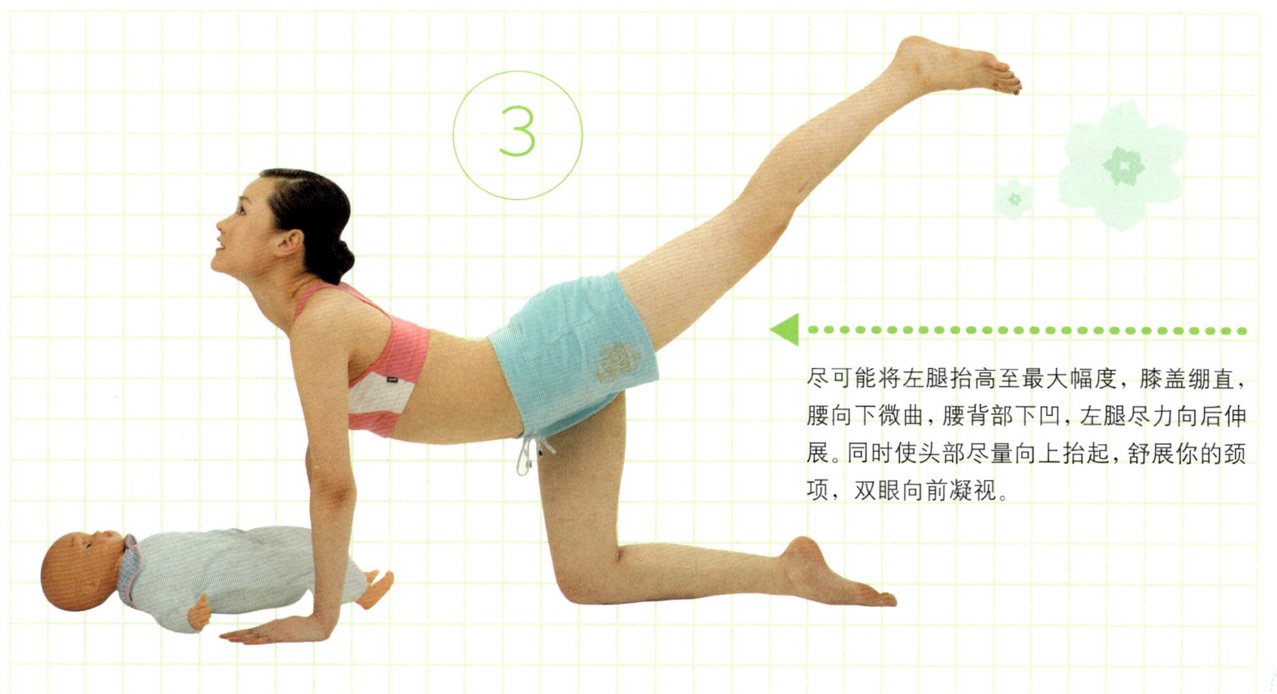

尽可能将左腿抬高至最大幅度，膝盖绷直，腰向下微曲，腰背部下凹，左腿尽力向后伸展。同时使头部尽量向上抬起，舒展你的颈项，双眼向前凝视。

Yes & No!

瑜伽导师特别提醒

饭后至少3～4小时内不要练习这个姿势。如果是患有疝气、溃疡或者严重背部疾病的新妈妈也不应该练习这个姿势。膝盖受过伤的新妈妈注意不要长时间练习，以免引起疼痛复发。另外，患有脊柱疾病的新妈妈也不适合长时间练习此姿势，以免过度的拉伸给脊柱带来更大的压力。

慢慢收回左腿，低头，脊柱向上拱起，收缩肚脐部位，弯曲左膝，将膝盖指向头部，保持脚趾略高于地面。双眼向下看，鼻子贴住膝部，最后还原至四肢着地。用同样的方法换右腿进行练习。

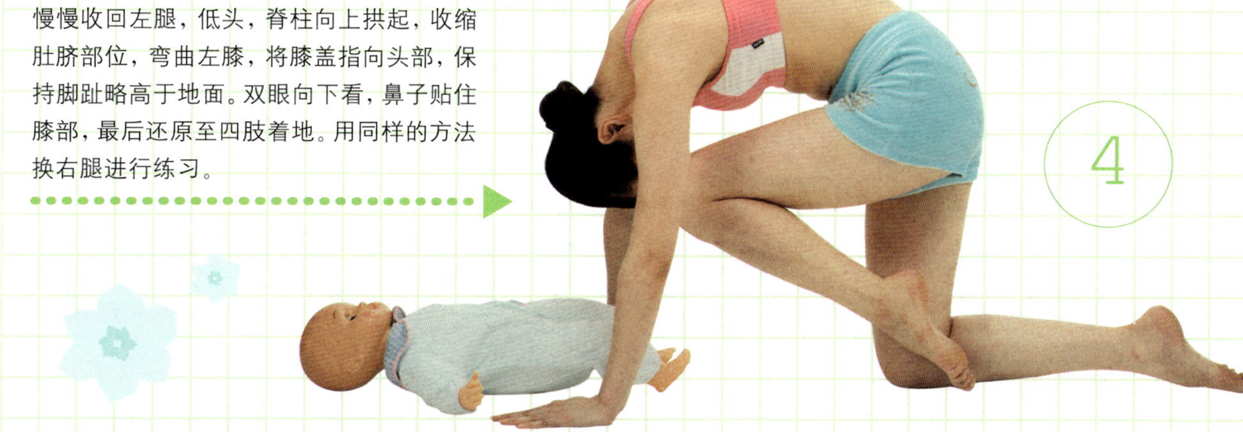

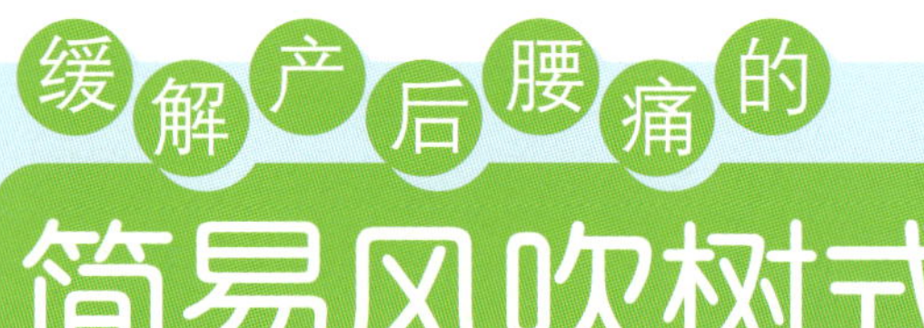

简易风吹树式

这些效果也值得期待

- 放松肩背部
- 舒缓脊柱紧张
- 柔软腰肌
- 滋养腰椎

难度指数：★★★☆☆ 建议次数：10~15 组/次 6~7 次/周

风吹树式是很好的拉伸脊柱的姿势，可以侧向拉伸脊柱，有助于矫正脊柱、舒缓脊柱压力。这个姿势还能锻炼人体的平衡能力，同时在两侧屈体的过程中，腰部肌群也得到了充分的锻炼，对产后由于按乳的姿势不良导致的腰肩酸痛症状有很好的舒缓作用。另外也有助于消除腰腹部赘肉，是新妈妈重新获得曼妙身材必不可少的锻炼姿势之一。

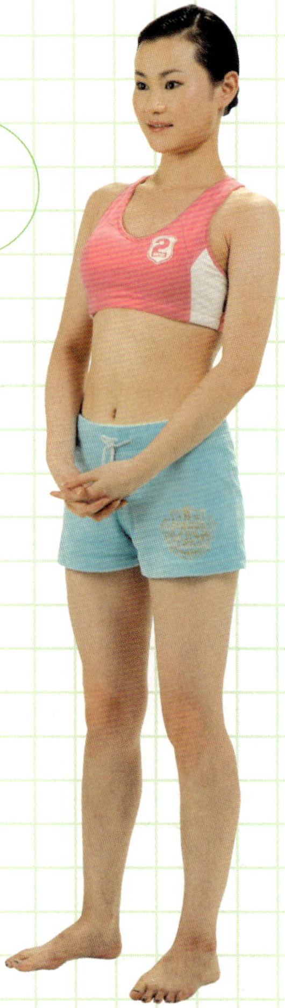

1 站立，双脚分开与肩同宽，十指在体前自然相扣，掌心向上。

Yes & No!

瑜伽导师特别提醒

做了剖腹产的新妈妈尽量不要练习这个动作，以免过度的拉伸对伤口造成伤害，引起炎症。

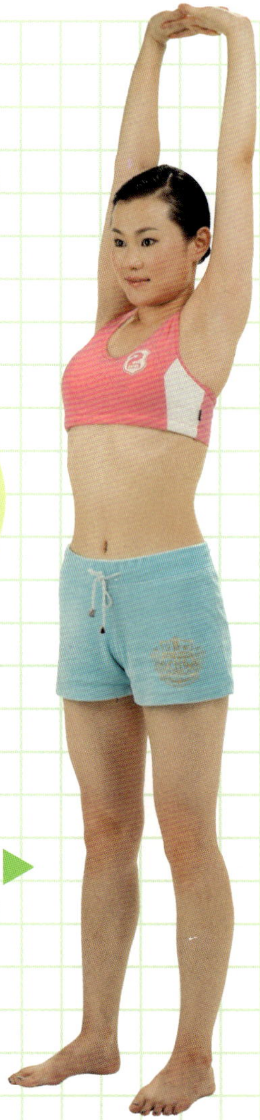

2 吸气，翻手掌的同时向上推动双臂，拉伸整个脊柱。

产后

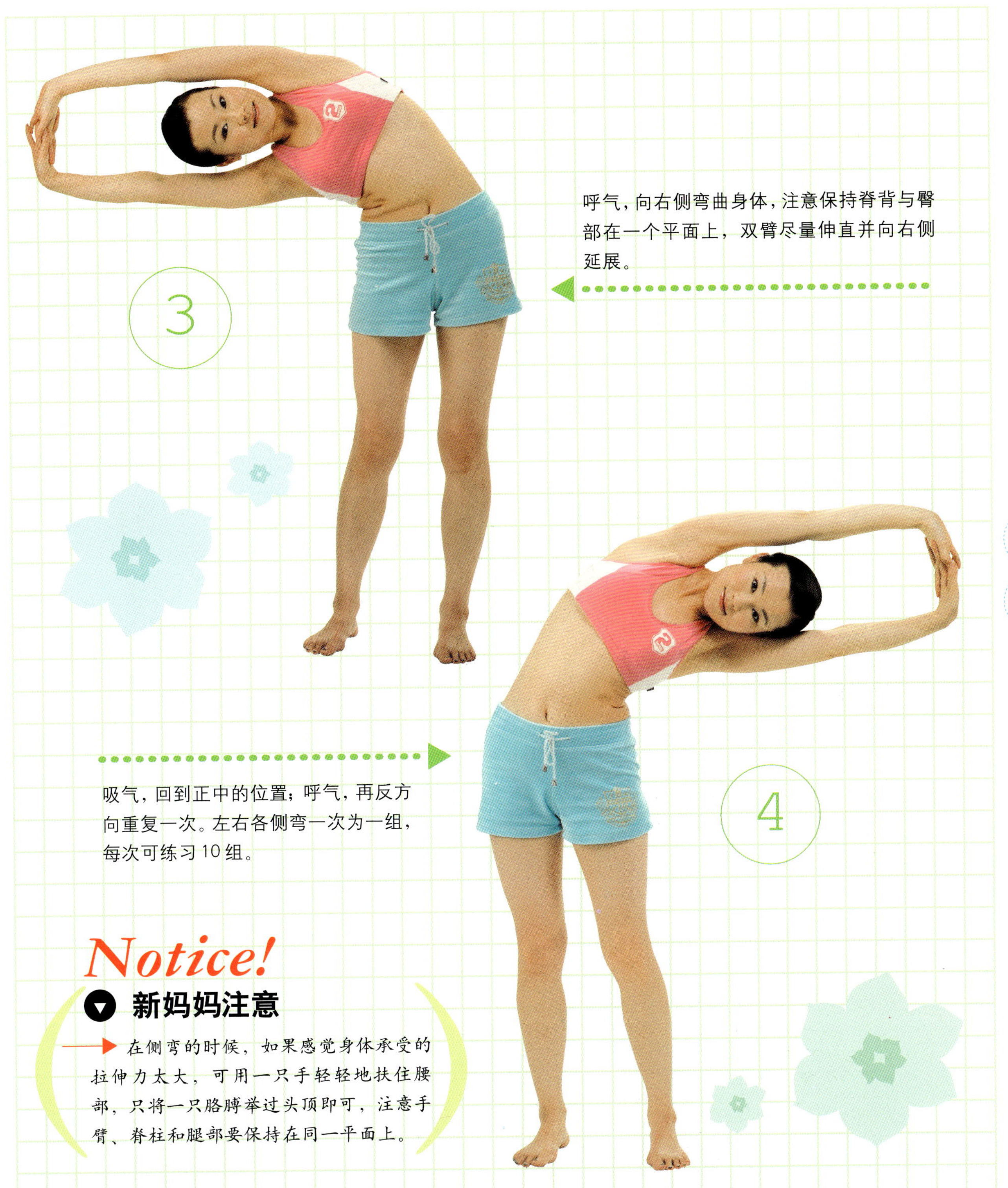

呼气，向右侧弯曲身体，注意保持脊背与臀部在一个平面上，双臂尽量伸直并向右侧延展。

吸气，回到正中的位置；呼气，再反方向重复一次。左右各侧弯一次为一组，每次可练习10组。

Notice!

新妈妈注意

在侧弯的时候，如果感觉身体承受的拉伸力太大，可用一只手轻轻地扶住腰部，只将一只胳膊举过头顶即可，注意手臂、脊柱和腿部要保持在同一平面上。

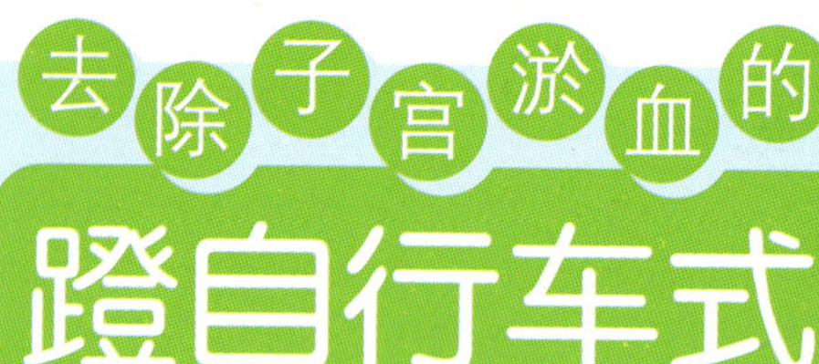

蹬自行车式

这些效果也值得期待

- 强健腰肾
- 强壮腹肌
- 改善便秘
- 灵活膝关节
- 按摩内脏器官

难度指数：★★★☆☆　**建议次数：**10~20组/次　5~7次/周

这个姿势模拟了蹬自行车的动作，通过大腿和两膝的运动，增加了腿部的血液循环，并对腹部器官和双膝韧带起到了舒缓的作用。它还能促进肠胃蠕动，改善便秘。最重要的是它能锻炼双腿，能有效消除腿部多余的脂肪，使双腿变得修长而匀称。对于新妈妈来说，经常练习这个动作，除了能健美双腿外，还有帮助排除子宫内淤血的神奇效果。

1 仰卧在地板上，双手放于体侧，掌心向下。

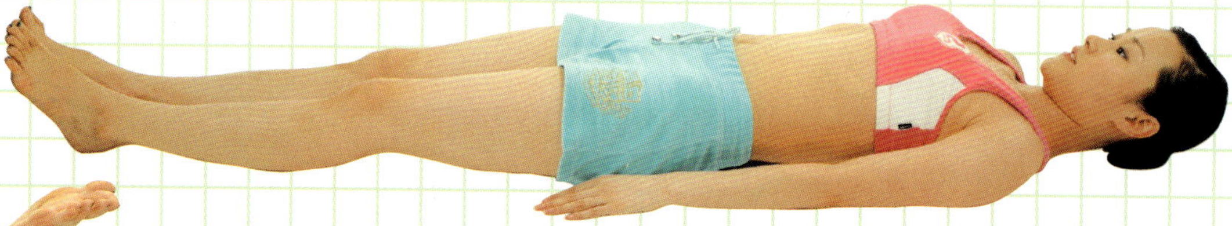

2 吸气，双腿向上抬离地面，并与地面垂直。

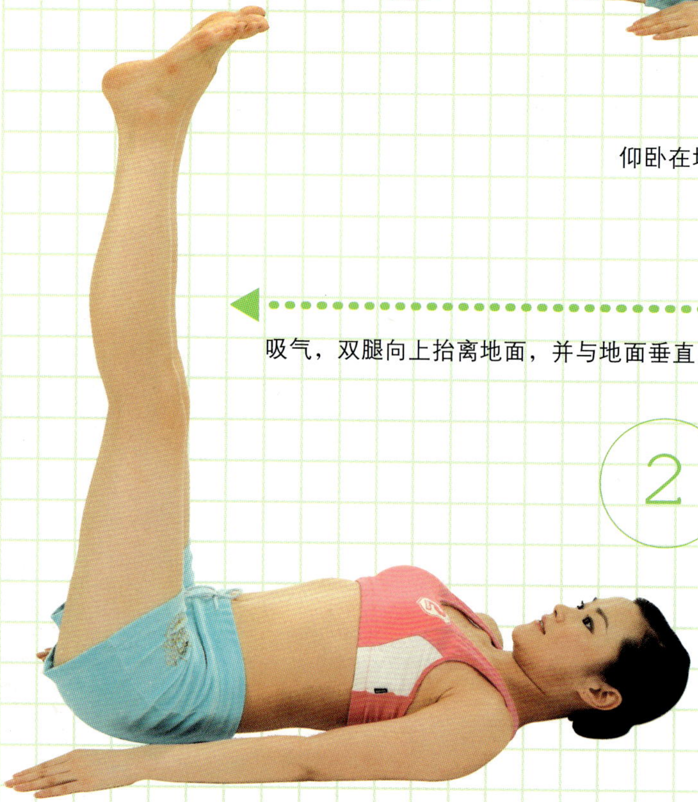

Yes & No!

瑜伽导师特别提醒

做了剖腹产的新妈妈尽量不要做这个动作，如果练习也要等腹部伤口完全愈合，以免对腹部的过度拉伸造成伤口撕裂或引发炎症。

产后

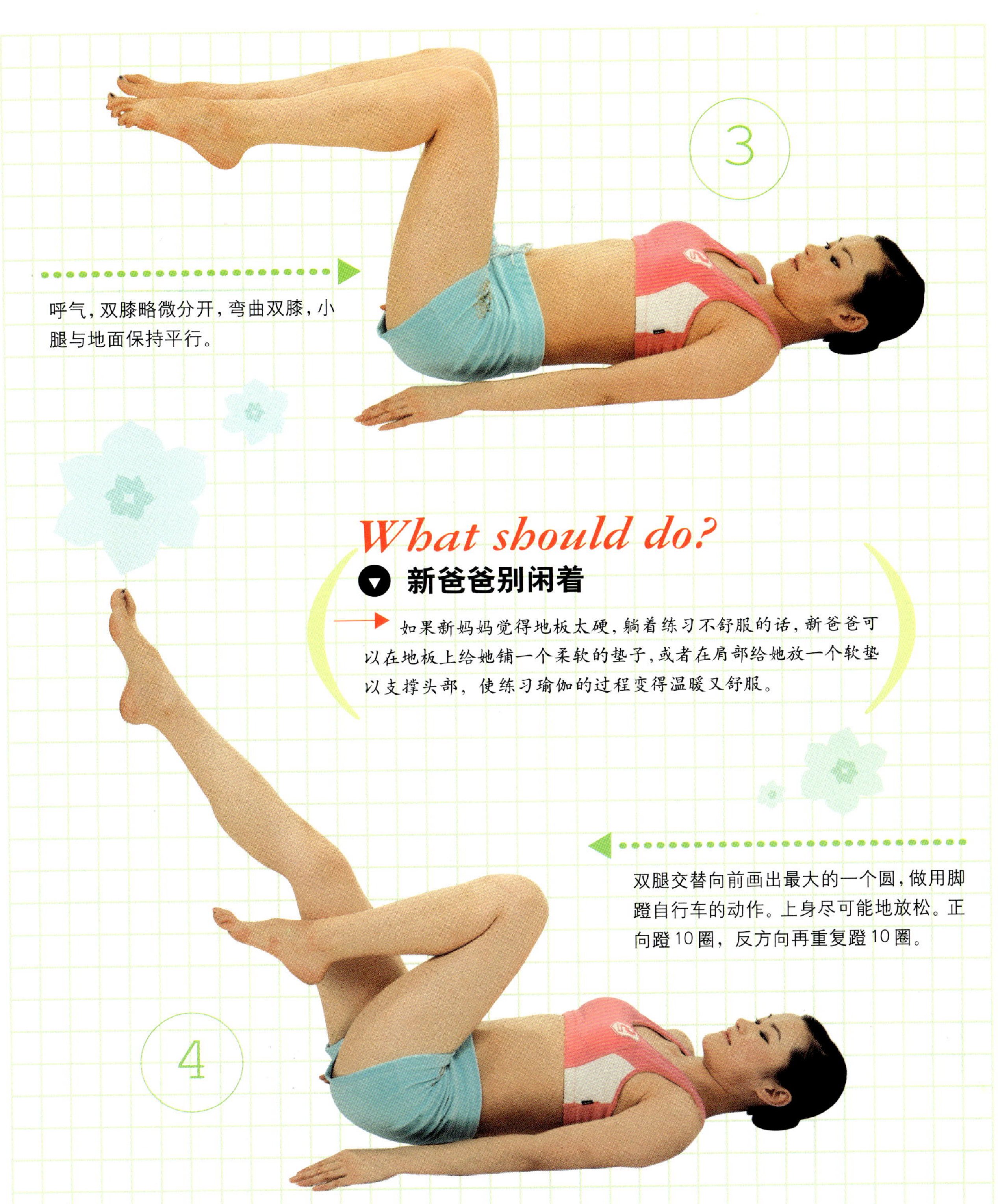

呼气，双膝略微分开，弯曲双膝，小腿与地面保持平行。

What should do?

新爸爸别闲着

如果新妈妈觉得地板太硬，躺着练习不舒服的话，新爸爸可以在地板上给她铺一个柔软的垫子，或者在肩部给她放一个软垫以支撑头部，使练习瑜伽的过程变得温暖又舒服。

双腿交替向前画出最大的一个圆，做用脚蹬自行车的动作。上身尽可能地放松。正向蹬10圈，反方向再重复蹬10圈。

紧致会阴肌肉的 蹲式

这些效果也值得期待

- 美化臀形
- 延缓衰老
- 强健生殖系统
- 加强腰背肌肉
- 增强平衡能力

难度指数：★★★★☆　　建议次数：2~4 组/次　3~5 次/周

蹲式对于产后的新妈妈来说也是一个极好的练习，可以和宝宝一起来做。开始练习这个动作时可能会感觉有一些困难，只要长期坚持，逐渐延长练习的时间，你一定会发现这个姿势带来的诸多益处。蹲式能有效紧致会阴部肌肉，而且对于产后恢复完美身材也非常有益。

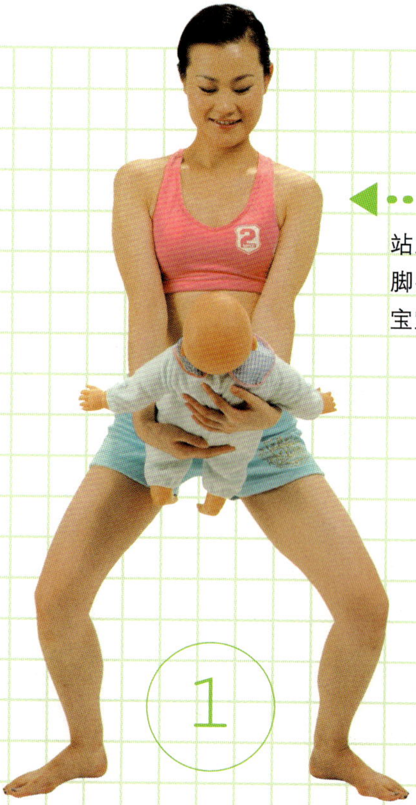

1 站立，背部挺直，双脚分开，脚尖向外。用手稳当地抱住宝宝，双臂伸直。

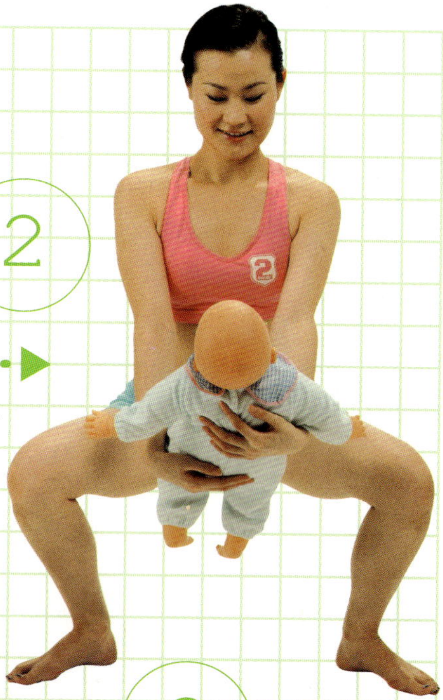

2 慢慢下蹲约 30 厘米，注意保持背部挺直。

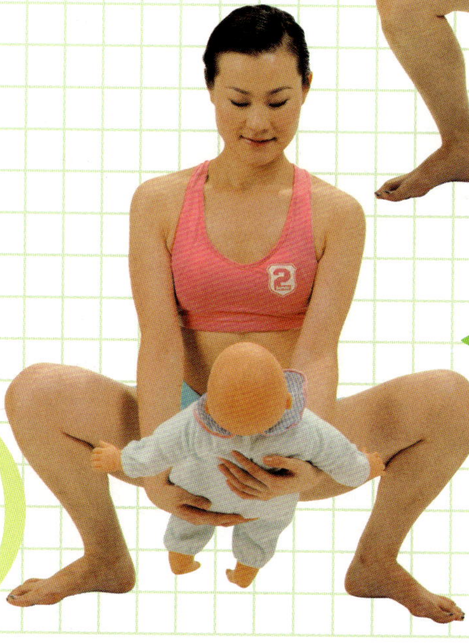

3 继续下蹲，双手略微高于地面，吸气，伸直双腿，回复挺身直立的姿势，放松休息一下。可反复练习。

Yes & No!

瑜伽导师特别提醒

做此练习时踮起脚尖，可以进一步增强脚趾和脚踝的力量，增强平衡感。蹲下去起身时，动作越慢越好，尽量保持大腿收紧的状态。

产后重塑身形的蛇击式

这些效果也值得期待

- 调理内脏器官
- 强壮背部肌肉
- 改善坐骨神经痛
- 伸展脊柱

难度指数：★★★★☆ 建议次数：1~3 组/次 3~4 次/周

蛇击式能强壮生殖器官，有助于改善月经失调，是适合女性——尤其是产后女性锻炼的好姿势。蛇击式还能拉伸腰腹部，消除赘肉，令臂部肌肉更结实，帮助新妈妈快速恢复窈窕身材。该姿势还有加强和改善肝及其他内脏器官的功能。通过伸展运动柔和地按摩整个背部，对坐骨神经痛、椎间盘滑脱、背痛都有很好的改善作用。

1

双膝着地，跪坐在脚跟上，挺直腰背。双手自然地放在大腿上。双手上举，掌心向前。呼气，上身从腰部开始俯身下压，直到躯干紧贴大腿，掌心和小臂全贴在地上，额头轻碰地面。

Yes & No!

瑜伽导师特别提醒

如果背痛或者下背部曾经受过伤，在练习此姿势时前臂最好紧贴地面。在抬升身体时必须特别小心，不能放松腿部的肌肉。

2

吸气，手肘微屈，胸膛慢慢向前移动，带动臀部和大腿抬离脚跟，使大腿和地面垂直。胸膛继续前移，直至整个胸膛贴近地面。腰腹用力，保持臀部抬离地面，然后下巴再微微抬离地面。当胸膛再也不能向前移动的时候就伸直双臂，放低腹部，直至大腿接触地面为止。将胸部向上挺起，使背部成凹拱形，双眼向上方看。

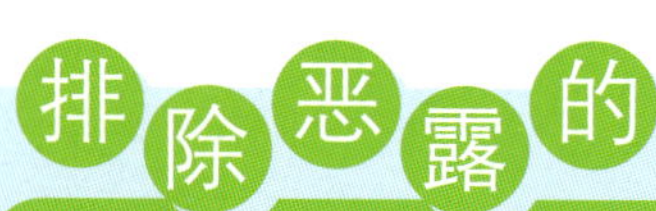

排除恶露的腹式呼吸

这些效果也值得期待

- 改善血液循环
- 滋养内脏器官
- 帮助子宫恢复
- 缓解肌肉紧张

难度指数：★☆☆☆☆　建议次数：5~15组/次　6~7次/周

呼吸对于练习瑜伽的人来说非常重要，它可以供给头部和血液足够的氧分。通过对呼吸法的练习，可以洁净呼吸系统，排除身体内的毒素。练习腹式呼吸对于产后恶露的排除非常有益。

产后

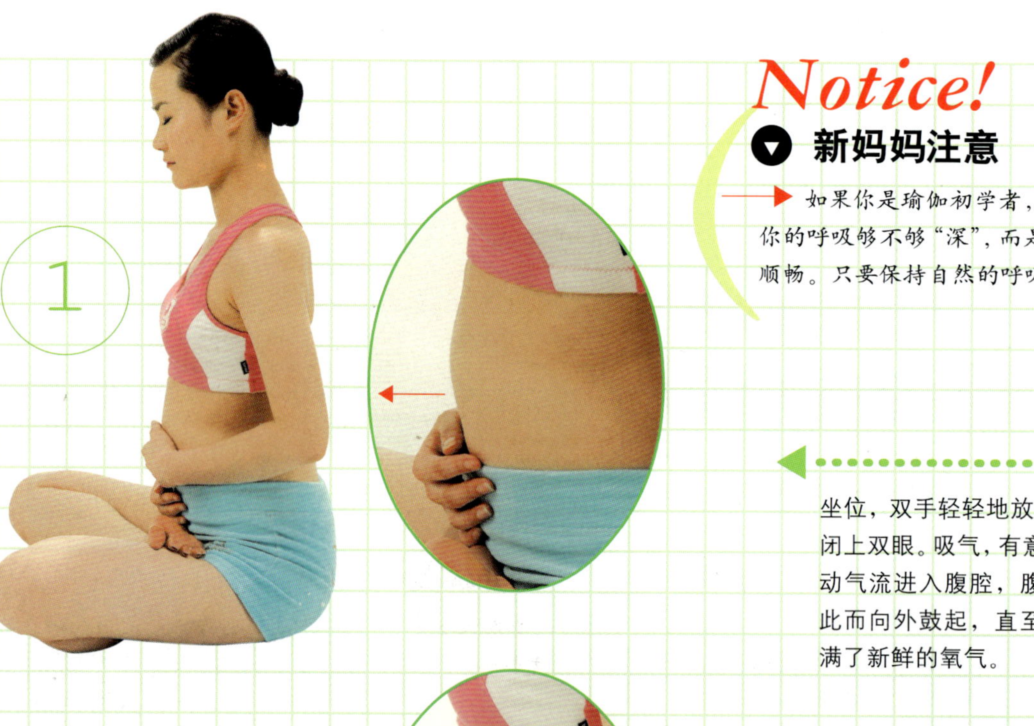

1

坐位，双手轻轻地放在腹部，闭上双眼。吸气，有意识地带动气流进入腹腔，腹部会因此而向外鼓起，直至腹腔充满了新鲜的氧气。

Notice!

新妈妈注意

如果你是瑜伽初学者，注意关键不是你的呼吸够不够“深”，而是你的呼吸是否顺畅。只要保持自然的呼吸就可以了。

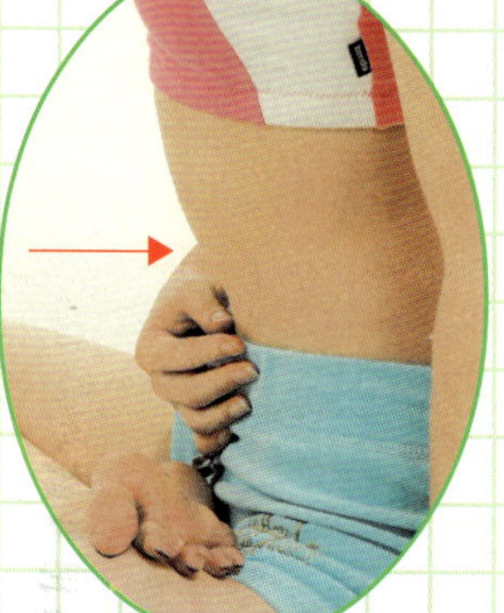

2

呼气，想象着体内所有的浊腐、淤滞都统统向外呼出。腹部向脊柱的方向靠近，肚脐下沉并拉长。

Yes & No!

瑜伽导师特别提醒

不要因为刻意要把气吸满或吐尽，而使尽力气造成身体紧绷，也不要在吸气、吐气之间憋气哦。另外，腹式呼吸必须在空腹时才能练习，这样才不会出现不适症状。

让妊娠纹消失的 腹部紧缩式

这些效果也值得期待

- 强化肩关节
- 缓解颈部疼痛
- 拉伸脊柱
- 强健背部

难度指数：★★★☆☆　建议次数：2~4 组/次　3~4 次/周

腹部紧缩式是一个拉伸强度较大的动作，新妈妈经常练习可以增强腹部肌肉的力量，消除腹部堆积的脂肪，能有效去除妊娠期长出的妊娠纹，同时对于消除背部肌肉紧张也非常有好处。

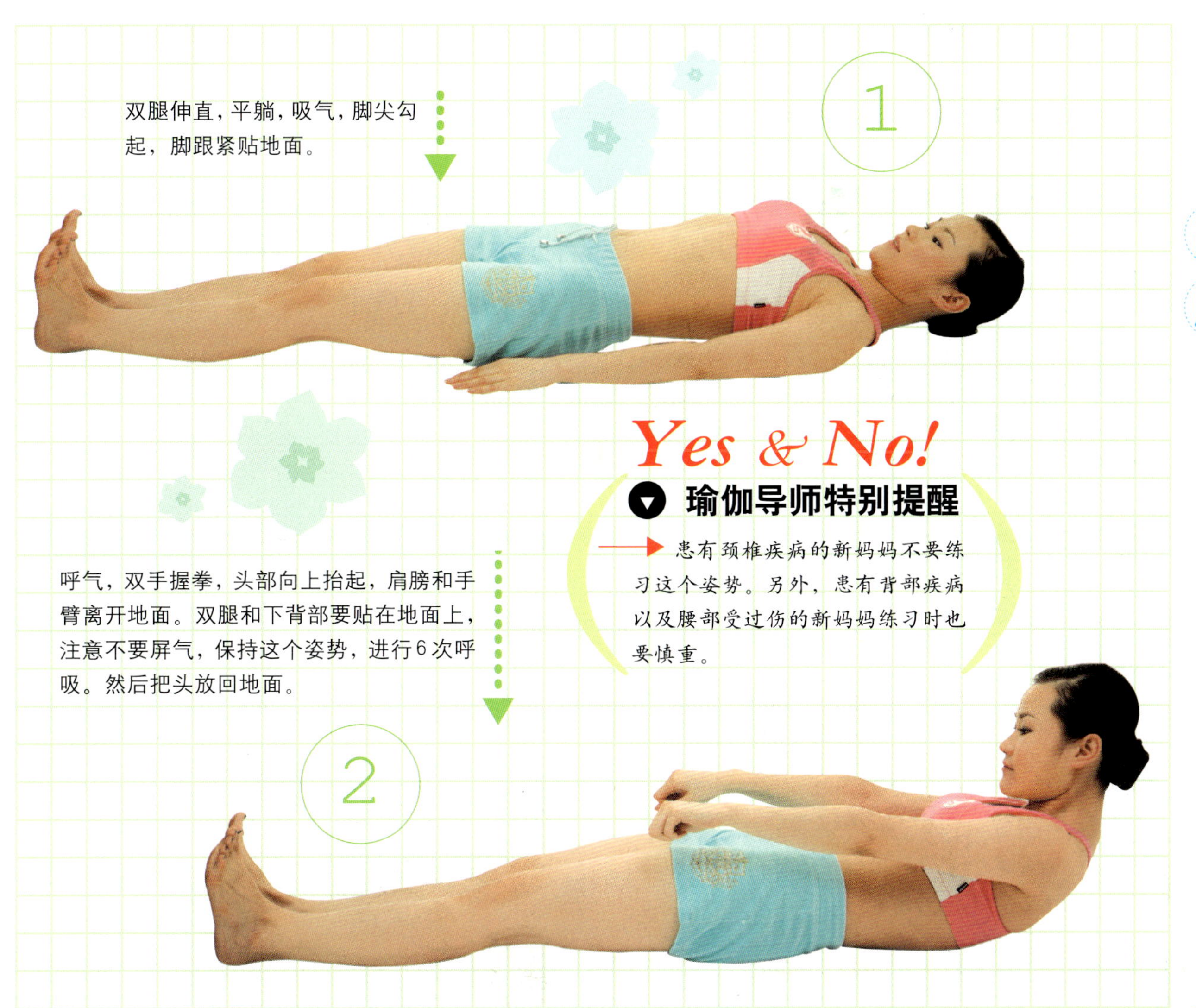

1 双腿伸直，平躺，吸气，脚尖勾起，脚跟紧贴地面。

2 呼气，双手握拳，头部向上抬起，肩膀和手臂离开地面。双腿和下背部要贴在地面上，注意不要屏气，保持这个姿势，进行6次呼吸。然后把头放回地面。

Yes & No!

瑜伽导师特别提醒

患有颈椎疾病的新妈妈不要练习这个姿势。另外，患有背部疾病以及腰部受过伤的新妈妈练习时也要慎重。

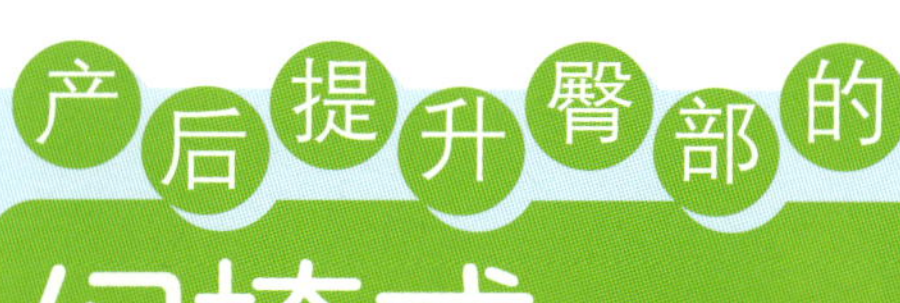

产后提升臀部的幻椅式

这些效果也值得期待

- 改善扁平足
- 强健腹部肌肉
- 放松肩部神经
- 强壮下肢关节
- 消除肩膀酸痛

难度指数：★★★★☆　　建议次数：3~6 组/次　4~5 次/周

这个姿势可以强化脊柱、缓解肩部僵硬、提升横膈膜、强壮背部肌肉群，还能柔和地按摩心脏、调理内脏器官、扩张胸部，还能修正腿形、矫正不良姿势，消除背部、腰部、腿部和臀部的多余脂肪，有效防止臀部下垂，是很适合新妈妈练习的姿势。

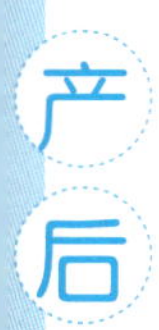

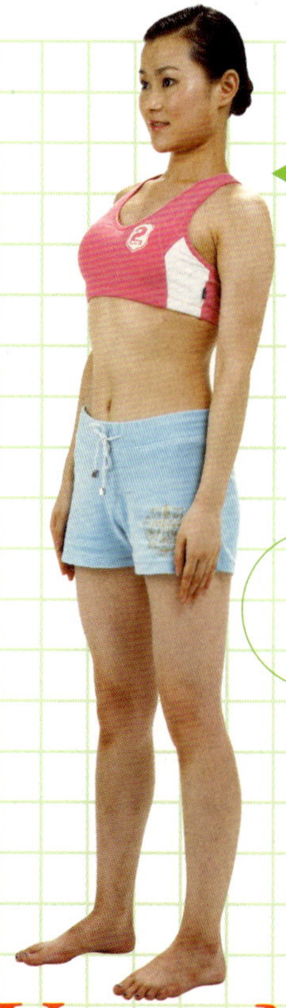

1 站立，保持脊柱挺直，双手自然放于体侧，双腿分开与肩同宽。

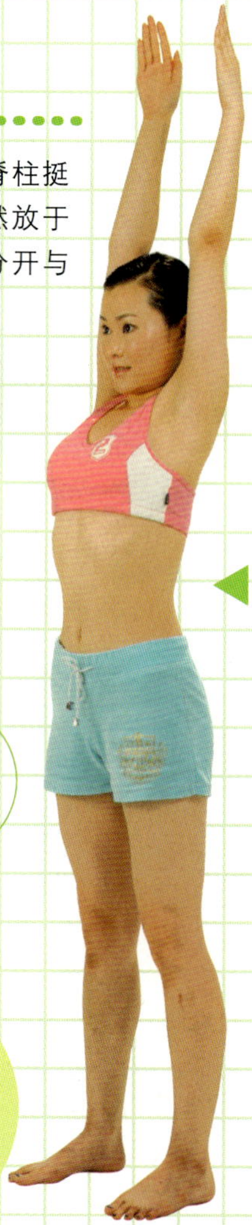

2 吸气，双臂向上伸直举过头顶。

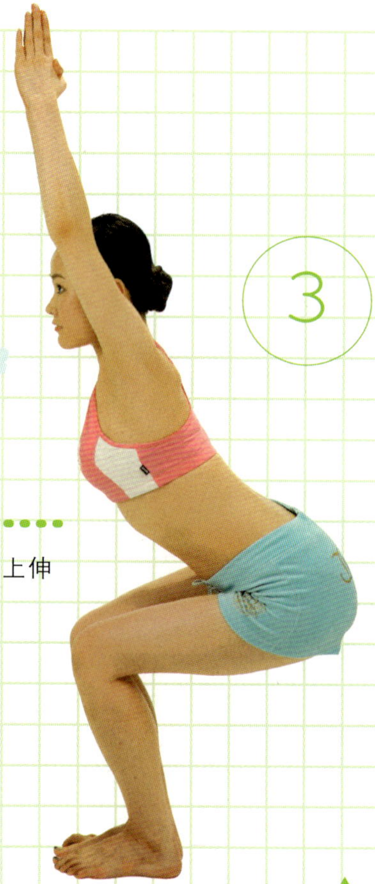

3 呼气，弯曲双膝，向下蹲，直至大腿与地面平行，双膝和脚趾要在同一个平面上。收紧腰、背、臀部的肌肉。保持6次呼吸。吸气，双腿伸直；呼气，双臂放落。

Yes & No!

瑜伽导师特别提醒

在做动作3时，腿和腰腹部要用力，屁股不要翘起，保持腰背挺直，这样才能使腿部和腰腹部的肌肉得到有效的锻炼，达到消除多余脂肪的目的。

丽丽教练最爱的体式，大力推荐哟！

帮助阴道修复的简易桥式

这些效果也值得期待

- 扩展胸部
- 舒缓背痛
- 滋养甲状腺
- 预防静脉曲张
- 改善血液循环

难度指数：★★★☆☆　建议次数：10~15组/次　5~7次/周

简易桥式能伸展后背和腹部，可以缓解肩部、颈椎的紧张感，还能有效消除骨盆和臀部多余的脂肪，使骨盆和臀部更有弹性。新妈妈经常练习，有助于阴道的早日复原。此姿势还能缓解因腰椎、尾椎异常引起的腰部疼痛，强健腰部和脊柱。

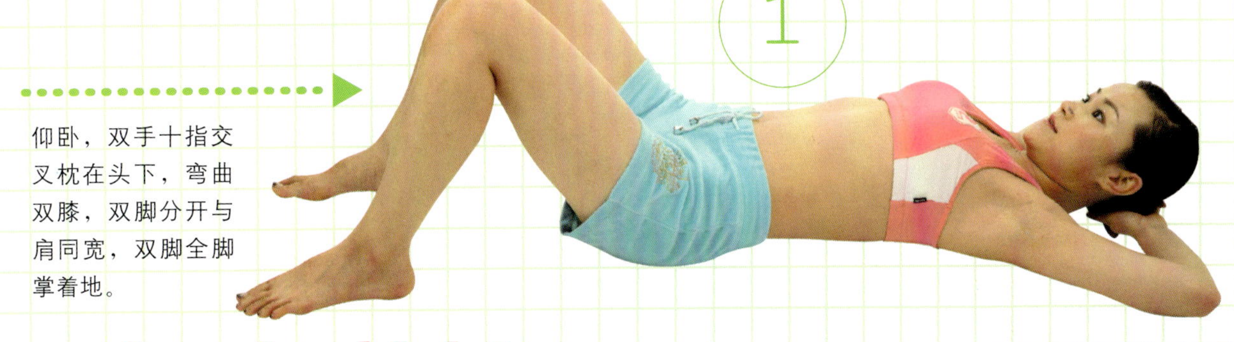

1 仰卧，双手十指交叉枕在头下，弯曲双膝，双脚分开与肩同宽，双脚全脚掌着地。

What should do?

新爸爸别闲着

如果新妈妈想把这个姿势维持得更久一点，新爸爸可以在她抬起腰部的时候将一块瑜伽砖垫在她的臀部，这样就多了一个支撑点，新妈妈可以轻松地将这个姿势维持3~10分钟，从而达到更好的锻炼效果。

Yes & No!

瑜伽导师特别提醒

颈部受伤的人不要练习这个姿势。另外，在完成这个姿势的时候，双脚必须保持外八字形，这样才能有效地紧缩骨盆、强健脊柱。

2 吸气，将腰部抬高，保持肛门部位紧缩，将意识集中在肛门下3~5厘米的部位。呼气还原。

保养卵巢的 猫伸展式

这些效果也值得期待
- 伸展背部
- 消除疲劳
- 改善消化系统
- 舒缓肩部紧张感

难度指数： ★★☆☆☆ **建议次数：** 10~15组/次 4~6次/周

猫伸展式模仿猫睡醒后活动脊柱的姿态，配以柔和、缓慢的呼吸，让脊柱慢慢伸展，是一种温和有效的热身方式，可消除脊柱的僵硬感，能让背部、腹部肌肉得到有效的锻炼。也可增加脊椎灵活性，改善血液循环，强健生殖系统，还具有保养卵巢、帮助子宫回复正常位置的独特功效，因此非常适合新妈妈练习。

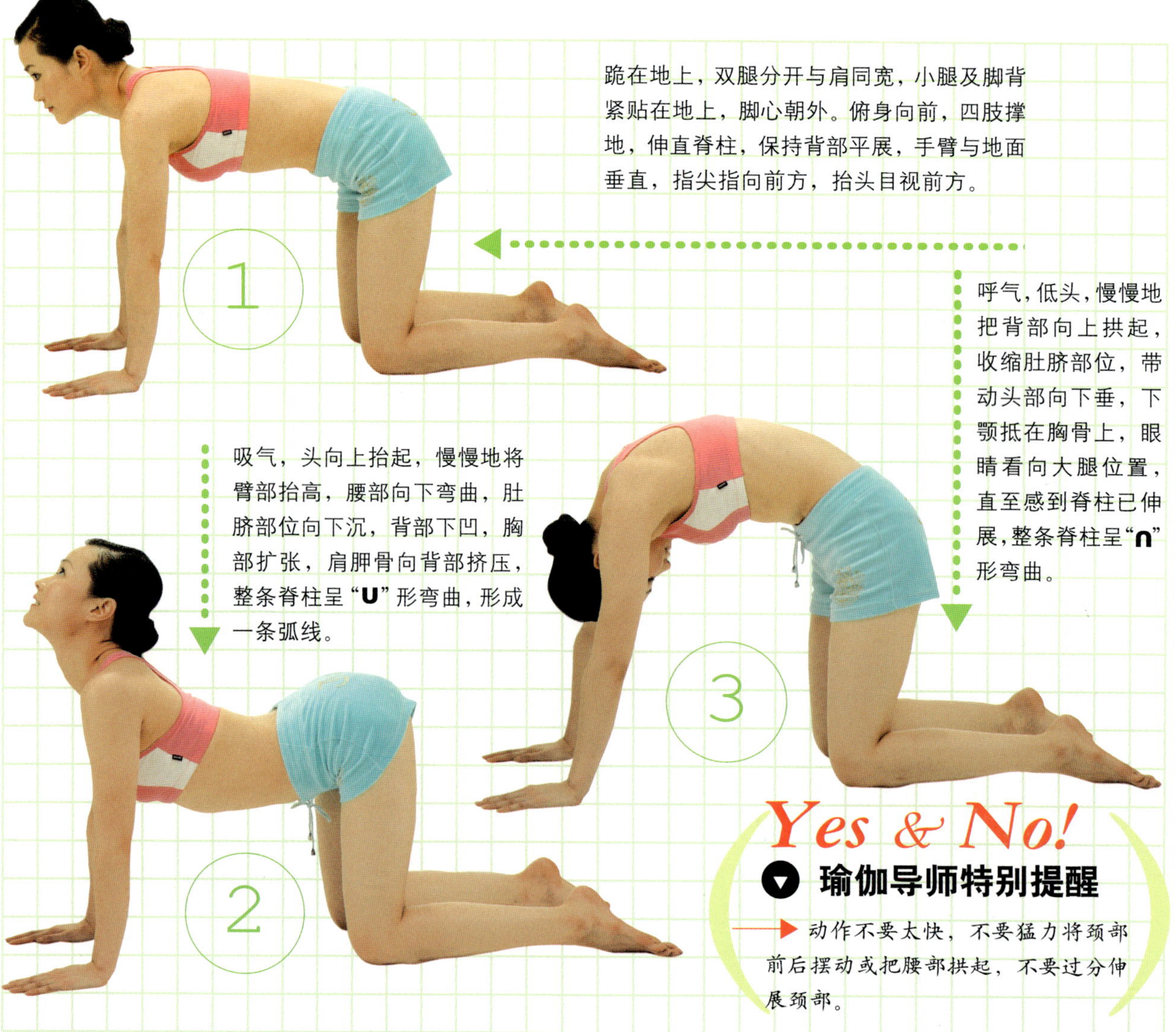

1. 跪在地上，双腿分开与肩同宽，小腿及脚背紧贴在地上，脚心朝外。俯身向前，四肢撑地，伸直脊柱，保持背部平展，手臂与地面垂直，指尖指向前方，抬头目视前方。

2. 吸气，头向上抬起，慢慢地将臀部抬高，腰部向下弯曲，肚脐部位向下沉，背部下凹，胸部扩张，肩胛骨向背部挤压，整条脊柱呈“U”形弯曲，形成一条弧线。

3. 呼气，低头，慢慢地把背部向上拱起，收缩肚脐部位，带动头部向下垂，下颚抵在胸骨上，眼睛看向大腿位置，直至感到脊柱已伸展，整条脊柱呈“∩”形弯曲。

产后

Yes & No!

瑜伽导师特别提醒

动作不要太快，不要猛力将颈部前后摆动或把腰部拱起，不要过分伸展颈部。

预防产后脱发的叩首式

这些效果也值得期待

- 缓解大脑压力 ●强健生殖器官
- 改善睡眠 ●消除腹部赘肉

难度指数：★★★★☆　建议次数：1~3 组/次　3~4 次/周

叩首的动作使头部下垂，保证脑部有充足的血液，可增强头部的血液循环，从而给大脑输送充足的氧分，能有效缓解大脑的压力，让你始终拥有清醒的头脑。另外，这个姿势也非常适合新妈妈练习，不但能预防产后脱发，还能消除腹部多余的脂肪，对新妈妈身材的恢复有较大的作用。

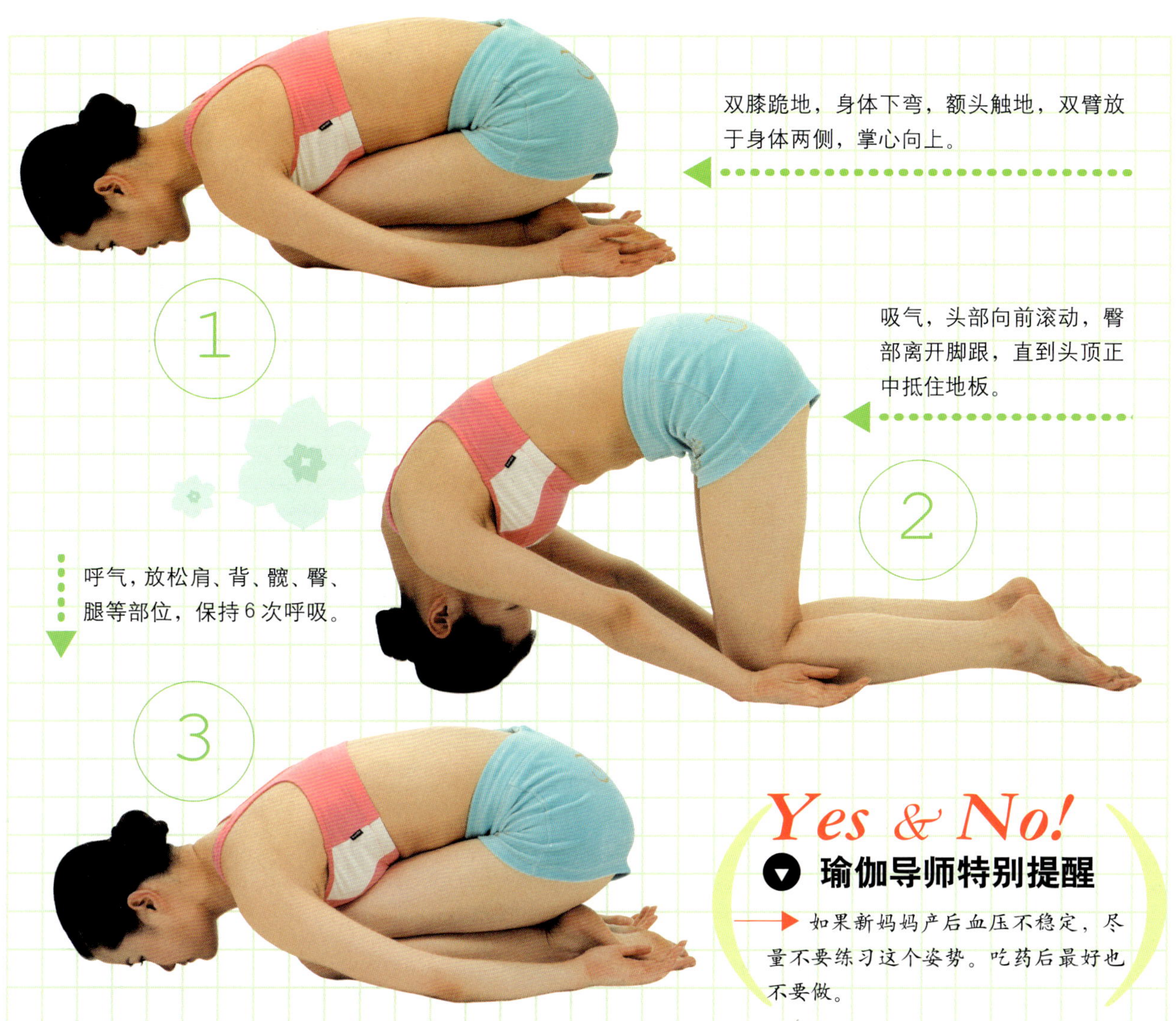

1. 双膝跪地，身体下弯，额头触地，双臂放于身体两侧，掌心向上。
2. 吸气，头部向前滚动，臀部离开脚跟，直到头顶正中抵住地板。
3. 呼气，放松肩、背、髋、臀、腿等部位，保持6次呼吸。

Yes & No!

瑜伽导师特别提醒

如果新妈妈产后血压不稳定，尽量不要练习这个姿势。吃药后最好也不要做。

内 容 提 要

古老的瑜伽能够在人体经历特殊情况的时期，促进精神和身体的安康和平衡。怀孕和分娩的经历将给女性带来生理和心理上的巨大变化，在这期间，了解并使用一些瑜伽呼吸、体式和放松的技巧，将有助于为你日后的健康打下坚实的基础。本书收纳了最适用于孕妇的38种瑜伽经典体位法，同时配合准确的步骤图片和文字说明，还特别注意按怀孕的不同阶段给出了不同的瑜伽体位，读者可以根据自己的实际情况选择最适合自己的瑜伽体位法进行练习。让舒缓的瑜伽将你变得更强健吧！

图书在版编目(CIP)数据

孕产期保健瑜伽/林晓海，刘旸编著．－北京：中国纺织出版社，2008.1
ISBN 978-7-5064-4787-4
Ⅰ.孕…　Ⅱ.①林…②刘…　Ⅲ.①孕妇－瑜伽术②产妇－瑜伽术
Ⅳ.R214
中国版本图书馆CIP数据核字（2007）第195211号

策划编辑：李秀英　责任编辑：胡成洁　责任印制：刘　强
美术编辑：穆　丽　文字编辑：胡　杨
装帧设计：刘金华　旭　晖

中国纺织出版社出版发行
地址：北京东直门南大街6号　邮政编码：100027
邮购电话：010-64168110　传真：010-64168231
http://www.c-textilep.com
E-mail:faxing@c-textilep.com
北京佳信达艺术印刷有限公司印刷　各地新华书店经销
2008年1月第1版第1次印刷
开本：787×1092　1/16　印张：5.25
字数：50千字　定价：29.00元（附光盘1张）